LEÇONS SUR LE DIAGNOSTIC

DES

MALADIES DES YEUX

LEÇONS SUR LE DIAGNOSTIC

DES

MALADIES DES YEUX

Faites à l'École pratique de la Faculté de Médecine de Paris

PENDANT LE SEMESTRE D'ÉTÉ 1875

PAR

Le Dr E. LANDOLT

RECUEILLIES

PAR

Le Dr A. CHARPENTIER

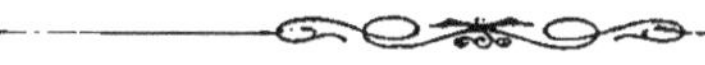

PARIS

Aux bureaux du PROGRÈS MÉDICAL | Ve A. DELAHAYE et Cie, Libraires-Éditeur

6, rue des Écoles. | Place de l'Ecole-de-Médecine.

1877

DU DIAGNOSTIC

DES

MALADIES DES YEUX

PREMIÈRE LEÇON.

Introduction.

Messieurs,

Vous n'ignorez pas quelle est l'importance physiologique de l'appareil de la vision. A ce titre déjà, l'ophthalmologie mérite un grand intérêt, et justifie pleinement le rôle considérable qu'elle commence à jouer dans la médecine. Mais ce rôle vous paraîtra encore plus digne d'attention, si vous réfléchissez à ce fait, que tous les tissus du corps humain se trouvent représentés dans l'appareil visuel. Vous devez donc y rencontrer toutes les altérations qui peuvent frapper ces tissus divers, et de fait, la plupart des maladies générales, comme du reste beaucoup d'affections des organes particuliers, retentissent très-souvent sur l'œil d'une façon ou d'une autre.

Or, la facilité de l'exploration médicale de cet organe permet souvent d'y constater les manifestations d'un état morbide qui doit bientôt envahir des organes encore indemnes ou qui sont seulement atteints d'une manière encore inappréciable. Quelques développements vous feront mieux saisir ma pensée :

Voyez d'abord la richesse anatomique de l'appareil visuel. Vous y rencontrerez en premier lieu le tissu osseux représenté par les parois orbitaires qui protègent l'œil. Le tissu conjonctif y abonde, sous toutes ses différentes formes : ici comme tissu cellulo-graisseux entourant le globe oculaire, là comme tissu élastique dans la sclérotique et les gaînes du nerf de la vision, ailleurs à l'état homogène dans la membrane de Descemet, la membrane hyaloïde, les couches limitantes de la rétine, la couche interne de la choroïde, etc. ; plus loin, sous une forme spéciale à l'œil, il constitue la cornée, et n'oublions pas le corps vitré, dérivé du même feuillet du blastoderme.

L'épithélium n'y est pas moins abondant ni moins varié. A l'état pavimenteux, il recouvre les faces antérieures et postérieures de la cornée et de l'iris, et la capsule antérieure du cristallin. Vous connaissez sa remarquable transformation pigmentaire dans la rétine, et sa parenté avec le tissu fondamental du cristallin. Ai-je besoin d'insister sur la présence du tissu cartilagineux, du tissu musculaire lisse et strié ?

Mais le tissu nerveux est encore celui qui se distribue dans l'œil avec le plus de profusion. Nous pouvons mettre l'œil au premier rang dans la classification physiologique de nos organes, si nous considérons que, des douze paires de nerfs crâniens, il en est quatre qui sont préposées uniquement à son office, et deux autres qui lui donnent encore des rameaux ; six paires nerveuses sont donc affectées à son fonctionnement : nerf optique, moteur oculaire commun, pathétique, moteur oculaire externe, trijumeau, facial, sans compter de nombreux filets du sympathique. Et ces nerfs s'y montrent sous toutes les formes possibles : fibres, cellules, ganglions et tissu rétinien, cette merveilleuse terminaison du nerf optique.

Combien de maladies variées peuvent affecter tous ces tissus divers, c'est ce que je n'entreprendrai pas de vous énumérer. Je veux seulement vous rappeler quelques-unes des maladies générales qui peuvent donner lieu à des manifestations oculaires.

Prenons, par exemple, la *scrofulose*. Vous savez que parmi les signes extérieurs attribués généralement à cette diathèse, le gonflement habituel des paupières, avec rougeur et ulcérations, est un des plus constants. Mais, en dehors de cette blépharite, qui n'a rien de spécial et ressemble à toutes les manifestations cutanées de la scrofule, on trouve très-souvent chez ces sujets, des affections oculaires de formes nombreuses : les unes sont remarquables seulement par leur fréquence dans cette maladie, les autres ont, de plus, un cachet spécifique.

Parmi les premières, nous citerons les conjonctivites et kératites phlycténulaires ; parmi les secondes, la kératite interstitielle ou parenchymateuse. Et il n'est pas de médiocre importance de savoir, par exemple, que les ulcérations de la cornée que l'on rencontre si souvent chez les enfants lymphatiques nécessitent, en dehors du traitement de la diathèse, un traitement local minutieux, faute duquel elles laisseront des traces indélébiles. Combien n'avez-vous pas vu de ces taches blanchâtres, de ces leucomes de la cornée qui, une fois formés, constituent une infirmité incurable?

D'autres diathèses atteignent de préférence le fond de l'œil, où l'on peut lire facilement leur présence. Ainsi, les *anémies*, quelles que soient leurs causes, se révèlent à l'ophthalmoscope par une décoloration de la papille. Cependant, nous avons observé à Zurich une forme particulière d'anémie, que le professeur Biermer a nommée *anémie pernicieuse*, et qui est caractérisée par la production d'hémorrhagies rétiniennes multiples.

C'est à notre savant maître et ami, M. le professeur Horner, qui a tant fait pour mettre en lumière les applications médicales de l'ophthalmologie que l'on doit les premières connaissances des phénomènes ophthalmoscopiques de cette maladie.

La *tuberculose* peut, dans certains cas où sa présence n'est pas manifeste dans le poumon, être reconnue par l'existence de tubercules dans la choroïde. J'en ai pu voir naguère un exemple, dans lequel l'exploration médicale ordinaire laissait le diagnostic incertain entre une méningite et une fièvre typhoïde. Quand l'ophthalmoscope m'eut montré des tubercules choroïdiens, il fut facile de reconnaître qu'on avait affaire à une méningite tuberculeuse. Un fait analogue a été publié l'année dernière par un interne de M. Bouchut : il s'agissait d'une tuberculisation aiguë des poumons.

Le *rachitisme* même, qui semble s'attaquer uniquement au système osseux, peut mettre son empreinte sur l'œil : il s'y manifeste alors par une cataracte zonulaire.

Mais c'est la *syphilis* qui possède les manifestations oculaires les plus variées et souvent les plus caractéristiques : iritis, gommes de l'iris, rétinites syphilitiques simples, névro-rétinites accompagnant les tumeurs gommeuses de l'encéphale, et jusqu'à ces kératites interstitielles, si rebelles, que produit la syphilis héréditaire.

A propos des gommes de l'iris, il est bon de se rappeler une autre maladie qui produit des tumeurs analogues en apparence, et pourtant d'une nature tout-à-fait différente. Je veux parler d'une forme particulière de *leucémie*, dans laquelle on observe en même temps que l'hypertrophie des ganglions cervicaux et de la parotide, des kératites ponctuées et des tumeurs jaunâtres de l'iris. Ces tumeurs ne laissent pas de traces de leur passage, tandis que les gommes détruisent le tissu de l'iris où elles siégent, à l'exception du feuillet pigmentaire postérieur de cette membrane.

Au premier rang des organes dont les maladies peuvent entraîner des troubles oculaires, se place le *cerveau* et la *moelle*. Vous savez, en effet, que les maladies du système nerveux central peuvent produire du côté de la vision, soit des troubles purement fonctionnels, soit des lésions objectivement appréciables.

Parmi les premiers, nous citerons comme les plus importants les paralysies des muscles oculaires, soit extrinsèques, soit intrinsèques, comme le sphincter de l'iris et le muscle de l'accommodation. De là les strabismes, les inégalités pupillaires et autres symptômes si fréquents dans beaucoup d'affections de l'encéphale et des méninges.

Il en est de même des perturbations que peuvent présenter les parties périphériques ou centrales de la rétine sous le rapport de l'acuité visuelle et de la perception des couleurs : le rétrécissement du champ visuel, les scotomes, et surtout l'hémiopie sont autant de symptômes qui, dans beaucoup de cas, ont une grande valeur diagnostique, qu'il s'agisse de spécifier la lésion ou de localiser son siége.

Les affections encéphaliques peuvent aussi produire, avons-nous dit, des lésions du fond de l'œil accessibles à l'examen ophthalmoscopique : La méningite, par exemple, peut se propager directement au nerf optique et à la rétine, quelquefois même elle atteint le corps vitré. — Les tumeurs qui augmentent la pression intra-crânienne et celle de l'espace sous-arachnoïdien produisent par l'intermédiaire de l'espace intervaginal du nerf optique la stase des veines de la rétine, des exsudations séreuses et hémorrhagiques sur cette membrane, l'engorgement du nerf optique, l'étranglement de la papille avec ses suites.

A un moindre degré, l'augmentation de la pression intra-crânienne peut encore se traduire par l'hypérémie de la papille, de façon que celle-ci est en quelque sorte le cadran sur lequel on peut lire toutes les variations que cette pression subit.

Ce n'est pas tout. Certaines *maladies du cœur* retentissent sur les vaisseaux centraux de la rétine en rendant leurs pulsations appréciables à la vue. — Oublierons-nous la *maladie de Bright*, dont la rétinite à forme spéciale a pu maintes fois faire reconnaître l'existence, alors que l'albuminurie n'avait pu encore être constatée ?

Il n'y a pas jusqu'aux *parasites* qui ne puissent être retrouvés dans l'organe visuel, et souvent leur présence constatée à l'ophthalmoscope a pu établir la nature d'une affection organique auparavant indéterminée, et dont ils étaient la cause directe.

Il nous serait facile de multiplier les exemples : cataracte et rétinite des diabétiques, dyschromatopsie de l'ictère, etc. Mais ces quelques mots suffiront, je l'espère, à vous montrer de quelle importance sont les connaissances ophthalmologiques élémentaires, surtout celles qui ont trait à l'exploration de l'œil, et de quelle utilité elles peuvent être même pour ceux d'entre vous qui laisseront aux spécialistes le traitement des affections oculaires.

On pourrait dire, sans exagération, que, de même que les objets extérieurs viennent se peindre dans l'œil, celui-ci devient souvent aussi le miroir où se reflète ce qui se passe dans l'intérieur du corps.

Mais si l'ophthalmologie est devenue depuis 25 ans une science complète, ce n'est pas seulement à cause de l'intérêt qu'elle excite généralement, mais cela est dû surtout à l'aptitude que possède l'œil à devenir le sujet de recherches exactes.

Je me souviens encore qu'au commencement de mes études médicales, un de mes amis, un de ces esprits impatients de la jeune Russie, me disait : « Nous ne devons pas nous faire d'illusions, la médecine ne mérite pas le nom de science, c'est du pur empirisme. » Ces paroles me frappèrent vivement, car elles contrariaient un peu l'enthousiasme que m'inspiraient ces études nouvelles pour moi.

Plus tard, à mesure que je visitais les cliniques, je ne dirai pas que j'ai reconnu entièrement la vérité des paroles de mon ami, mais je vis qu'elles pouvaient trouver de fréquentes applications dans la manière dont on étudiait alors cette science. Et pour vous en convaincre, vous n'avez pas besoin de regarder bien loin en arrière : la médecine empirique n'est pas déjà si vieille.

Eh, bien ! qu'est-ce qui a donné une âme à ce corps mort de l'empirisme ? A quoi faut-il attribuer cette impulsion qui a créé la médecine scientifique, et qui lui est venue surtout de la France ? A ceci, messieurs, que la médecine a voulu profiter pour son compte des enseignements de la physique et de la chimie : c'est l'analyse chimique, c'est l'analyse

histologique, c'est la percussion, l'auscultation, la thermo-
métrie, l'usage des instruments tels que le spiromètre, le
sphygmographe, le microscope ; c'est, comme par exemple
dans la numération directe des globules sanguins, l'application à la clinique des méthodes et des instruments de
la physique et de la chimie; c'est tout cela, qui, en fondant
l'investigation clinique sur des bases scientifiques a re-
nouvelé la médecine tout entière.

Et quel est l'avantage essentiel de tous ces moyens d'exploration ? C'est de permettre d'exprimer exactement, par
des chiffres, des courbes ou des dessins, les formes et les
fonctions des organes du corps. — Un seul fait suffira pour
caractériser ce mouvement : c'est un médecin, Messieurs,
qui a établi les lois de la transformation des forces et de
l'immutabilité de la matière, base de toute la science actuelle.

Nous pouvons aujourd'hui estimer exactement la valeur
nutritive d'un aliment, la chaleur et le travail qu'il peut
fournir, et nous savons utiliser ces données suivant les be-
soins de l'organisme, comme on détermine, d'après la force
que l'on veut tirer d'une machine, la quantité de combusti-
ble qu'elle demande. L'examen des urines, grâce à l'analyse chimique est devenu un des moyens les plus scientifiques du diagnostic.

Nous savons déterminer exactement la position, les rapports, les dimensions de beaucoup d'organes sur lesquels
on ne pouvait avoir jadis que des données très-incertaines.
Les changements de température du corps nous sont accessibles, non pas en gros comme autrefois, mais jusque
dans leurs plus petites variations. Les caractères du pouls
ne sont plus seulement soumis à l'appréciation plus ou
moins sentimentale de chaque médecin, mais sont exactement fixés dans leurs détails les plus délicats.

Toutes ces méthodes, et tant d'autres que nous ne
pouvons citer, ont assuré à la médecine une place hono-
rable et légitime parmi les sciences, parce qu'elles ont
substitué à des suppositions plus ou moins vagues, des

éléments certains d'appréciation, et à la variabilité des sensations individuelles, l'inflexible rigueur des chiffres.

Eh bien, Messieurs, aucun autre organe du corps humain ne se prête aussi facilement que l'œil à l'application des sciences exactes. C'est là le secret pour lequel l'étude des fonctions de l'œil, quoique commencée depuis si peu de temps, est devenue la partie la plus développée de la physiologie. C'est aussi pour cela que le traitement des maladies de l'œil, basé sur un diagnostic certain, et facilité par la position si accessible de cet organe, est la partie la plus efficace de la thérapeutique.

C'est la partie diagnostique de l'ophthalmologie qui nous occupera dans ce cours : en d'autres termes, nous étudierons les moyens d'exploration des formes, des fonctions et des maladies de l'œil.

La science de l'exploration de l'œil sain et de l'œil malade, la *métrologie* de l'œil, comme nous l'appellerons, est de date toute récente. Il n'y a pas plus de trente ans qu'on se contentait encore d'établir si le malade voyait ou non. Dans ce dernier cas, on distinguait alors deux grandes affections oculaires, l'amaurose et l'amblyopie, qui se différenciaient ainsi : dans l'amblyopie le malade ne voit rien, mais le médecin voit quelque chose ; dans l'amaurose, ils ne voient rien ni l'un ni l'autre. On confondait sous le nom d'amblyopie tous les troubles visuels produits par des lésions accessibles à l'œil nu, comme dans les cas de leucomes, d'occlusion de la pupille, etc. Au contraire, tous ceux qui avaient leur siége dans l'intérieur de l'œil, comme dans les cas de rétinites, de choroïdites, d'atrophie du nerf optique, etc., étaient des amauroses.

Il est tout-à-fait incroyable de voir quelles idées on avait alors sur la réfraction et l'accommodation. L'action des milieux dioptriques de l'œil était pour les physiciens eux-mêmes le sujet des plus étranges conjectures. Aussi le médecin était-il fortement embarrassé par les questions qui nous semblent aujourd'hui les plus vulgaires, comme celles qui ont trait à l'emploi des lunettes. Qui sait si beaucoup

des cas de myopie inguérissable qui nous arrivent aujour-
d'hui, ne sont pas dus à un usage inopportun ou mal réglé
de ces instruments si utiles !

Quant aux mouvements des yeux, les notions qu'on avait
à ce sujet n'étaient pas non plus fort développées : témoins
les résultats détestables des anciennes opérations de strabisme. Combien de malheureux pouvons-nous guérir aujourd'hui, qu'on a dû abandonner autrefois, faute de moyens
suffisants de diagnostic.

C'est à l'anglais Th. Young, homme d'une sagacité et
d'une intelligence vraiment exceptionnelles, que nous
devons les premiers travaux sérieux sur l'exploration de
l'organe visuel. Mais ses idées étaient tellement avancées
pour son temps (il vivait à la fin du siècle dernier et au
commencement de celui-ci), qu'elles restèrent peu com-
prises et furent peu appréciées par ses contemporains.

Helmholtz eut le mérite de remettre au jour l'ouvrage du
savant anglais, mais, de plus, ce grand génie, par ses propres
travaux, fonda réellement l'ophthalmologie scientifique et
spécialement la métrologie ; par son ophthalmomètre il
posa les bases de l'optique physiologique, par son ophthalmoscope celles de l'optique médicale.

En s'appuyant sur ces données, Donders, le grand
physiologiste d'Utrecht, a pu exposer avec une clarté et
une précision sans pareilles, les lois de la réfraction et de
l'accommodation, et leurs applications à la pratique. Ce n'est
que depuis l'ouvrage classique de Donders que nous connaissons avec précision la myopie, l'hypermétropie, l'astigmatisme, la presbyopie, que nous pouvons corriger rationnellement l'amétropie et rendre ainsi à une foule de malades
les moyens de travailler. Il serait injuste de ne pas citer ici
les noms de ceux qui ont enrichi et complété l'œuvre de
Donders : Mac-Gillavry, Javal, Giraud-Teulon, Knapp,
Nagel, Mauthner et bien d'autres.

Pendant ce temps, l'ophthalmoscope, introduit dans la pratique surtout par l'école de de Graefe et par Jaeger, subis-
sait une foule de modifications propres à augmenter sa va-

leur. Donders l'appliquait à la mesure des objets du fond de
l'œil. Giraud-Teulon donnait le relief de l'image ophthalmoscopique en l'adaptant à la vision binoculaire. Sichel,
Monoyer rendaient l'examen possible à plusieurs observateurs à la fois. Une foule d'autres noms s'attachent à l'histoire des améliorations successivement apportées à cet instrument. Nous avons pu nous-même donner des notions sur
le grossissement de l'image ophthalmoscopique et sur l'appréciation de la grandeur réelle des objets observés.

A Snellen revient l'honneur d'avoir défini le premier
l'acuité visuelle et fourni par ses échelles typographiques,
les moyens de la mesurer. C'est à lui que nous devons aussi
la solution d'un problème longtemps recherché, la détermination exacte de la tension intra-oculaire. Enfin, indépendamment de ses mérites dans la pratique opératoire, il
a enrichi la métrologie de divers instruments pour mesurer
l'exophthalmos et le strabisme, au premier rang desquels
se place le métroscope, qui étend ses applications jusqu'à
la géométrie. Nous avons nous-même proposé un instrument,
le *diplomètre*, qui permet de mesurer avec une exactitude
rigoureuse et indépendamment de leurs mouvements, différentes parties de l'œil, comme la pupille, les reflets des
surfaces réfringentes, etc.

Les mouvements des yeux sont devenus l'objet des travaux
les plus intéressants et les plus précis, depuis que Donders
et J.-J. Müller ont déterminé le centre de rotation de l'œil ;
Hering, de Graefe, M. Javal, Giraud-Teulon, se sont atta-
chés à la question.

Aubert et Fœrster nous ont donné les méthodes pour
examiner la perception lumineuse et les limites du champ
visuel. Après quelques médecins russes, Reich et Uschakoff
entre autres, nous avons nous-même, et à l'aide de notre
périmètre, exploré les fonctions des parties périphériques
de la rétine, exploration dont la médecine générale a déjà
pu retirer quelques avantages.

L'exploration de la perception des couleurs a enrichi la
symptomatologie oculaire dé faits importants, grâce aux

recherches de Dalton, Maxwell, Leber et d'autres. Et vous
verrez dans la suite de ces conférences que de moyens nous
avons pour apprécier cette fonction délicate et quels services cet examen peut rendre à la médecine générale.

Ainsi une petite mais vaillante armée d'ophthalmologistes
travaille sans relâche à augmenter et à perfectionner les
moyens d'exploration de l'œil, pour pouvoir combattre
avec plus de succès ses altérations et celles de l'organisme
en général. Aussi verrons-nous prochainement s'accomplir
un nouveau progrès qui a pris son origine dans l'ophthalmologie, mais dont profitera l'optique tout entière. C'est
l'introduction du système métrique dans l'optique.

Cette idée, émise tout d'abord par M. Javal, a été
discutée et approfondie par Burow, Donders, Giraud-
Teulon, Nagel ; mais c'est à Monoyer que revient l'honneur
d'avoir indiqué le vrai chemin à suivre ; sa proposition a
été adoptée et commence déjà à être appliquée. Vous voye ,
Messieurs, que le seul chapitre des moyens d'exploration
de l'œil est très-riche en développements intéressants et se
prêterait aux recherches les plus étendues.

Aussi la tentation est-elle grande de traiter ce sujet suivant la manière scientifique qui en fait le charme et la valeur. Mais il y a un autre point de vue, qui sera à la fois
tout aussi attrayant pour vous et plus conforme à votre but
et à vos intérêts : c'est le point de vue pratique. C'est
pourquoi nous laisserons aux physiologistes la tâche d'é-
puiser les questions purement scientifiques du sujet, et
nous nous occuperons seulement de ce qui est indispensable à la pratique médicale journalière.

Ceux qui désirent approfondir la matière, la trouveront
développée dans la *métrologie* que nous avons publiée en
commun avec Snellen.

Voici les différentes parties que nous traiterons ici :
1° l'inspection objective générale des yeux ; 2° l'exploration
des paupières, de la conjonctive, des voies lacrymales et
de toutes les parties du globe oculaire accessibles à l'œil
nu ; 3° la détermination de la distance entre les deux yeux,

de leur hauteur et de leur protrusion ; 4º l'exploration des
mouvements des yeux, surtout au point de vue du strabisme ; 5º la détermination de la tension intra-oculaire ;
6º la détermination de l'acuité visuelle ; 7º celle de la réfraction et de l'accommodation ; 8º l'examen de la perception des couleurs ; 9º la détermination des limites du champ
visuel et de la vision indirecte ; 10º enfin l'ophthalmoscopie, y compris l'examen des milieux dioptriques de l'œil
à l'aide de l'éclairage oblique.

Toutes ces choses, Messieurs, sont de celles qu'un médecin ne doit pas ignorer aujourd'hui. Vous ne devez pas
en abandonner l'étude aux spécialistes, si vous voulez pré-
tendre à mettre en œuvre toutes les ressources du diagnostic moderne.

DEUXIÈME LEÇON.

Examen extérieur de l'œil.

Messieurs,

Dans l'exploration des yeux, comme dans toute autre exploration médicale, nous devons suivre une marche systématique. Cela est absolument nécessaire si on veut ne rien négliger et arriver sûrement à son but.

Aussi diviserons-nous notre examen en examen *objectif* et en examen *subjectif*, le premier ayant pour but de nous faire connaître l'état de l'œil au repos, le second tendant à déterminer l'état fonctionnel de la vision.

L'examen objectif comprend tout d'abord une inspection générale et à distance, dans laquelle on notera tout ce qu'on peut observer sans toucher aux yeux du malade. Puis on observera d'une façon plus détaillée toutes les parties qui, dans l'organe visuel, sont accessibles à l'œil nu : paupières, voies lacrymales, conjonctive, cornée, sclérotique, iris et partie antérieure du corps vitré. On complétera cette exploration par la détermination de la tension oculaire.

C'est alors que viendra l'examen subjectif, dans lequel on passera en revue les diverses fonctions de l'œil : mouvements des yeux, acuité visuelle, perception des couleurs, limites du champ visuel, périphérie de la rétine.

En dernier lieu, l'examen de l'œil à l'ophthalmoscope et à l'éclairage oblique nous donnera l'état de l'intérieur de l'œil et des milieux dioptriques et achèvera de nous renseigner sur la réfraction.

L'ophthalmoscopie ferait encore partie de l'examen objectif; mais après cette exploration, l'œil se trouve plus ou moins ébloui, ce qui ne manquerait pas de troubler l'examen fonctionnel. Du reste, l'exploration ophthalmoscopique exigeant une chambre obscure, il est plus simple de faire d'abord tout ce qui est possible à la lumière ordinaire. Enfin, les renseignements tirés de l'examen subjectif sont très-utiles pour l'interprétation de l'image ophthalmoscopique. Toutes ces raisons expliquent que nous réservions l'ophthalmoscope pour la fin de notre examen.

Abordons donc d'emblée l'*examen objectif* du malade.

La première chose qui doit nous préoccuper, c'est l'*état général* de la personne examinée. L'œil, en effet, n'est pas une partie indépendante du reste du corps, pas plus que l'ophthalmologie n'est une branche isolée du reste de la médecine.

Quand vous aurez affaire à une affection oculaire, gardez-vous donc bien de vous occuper tout d'abord et exclusivement de l'œil malade ; mais jetez avant tout un coup d'œil d'ensemble sur le sujet.

Un examen général rapide vous fournira souvent l'explication de maladies oculaires dont vous auriez, sans cela, méconnu les causes ou l'origine ; il pourra vous donner plus de sécurité dans le diagnostic, plus d'assurance vis-à-vis du malade, et plus de certitude dans la direction du traitement.

Ainsi, pour prendre un exemple, *la forme du crâne* est généralement en rapport direct avec la conformation de l'œil. Or, la forme de l'œil est la cause qui influe le plus efficacement sur sa réfraction ; vous pourrez donc déjà de l'examen du crâne tirer des renseignements sérieux sur l'état de la réfraction du malade.

Vous savez que l'hypermétropie dépend, dans la plupart des cas, de l'insuffisance du développement de l'œil en longueur, tandis que la myopie est, au contraire, produite, presque toujours, par l'allongement de son axe longitudinal. En d'autres termes, les yeux longs sont généralement myopes, les yeux courts, au contraire, hypermétropes.

Cette différence se prononce déjà souvent dans l'aspect de la face du malade. Une figure aplatie, surtout dans la région des arcades zygomatiques, annonce presque à coup sûr une hypermétropie.

La myopie s'annonce par des caractères opposés.

En Suisse, où la myopie, héréditaire ou acquise, est très-fréquente, j'ai pu constater deux types de conformation crânienne en rapport avec cet état de la réfraction :

Dans le premier, le crâne est allongé dans son diamètre antéro-postérieur ; la face est étroite, le nez et la partie moyenne de la figure sont saillants, les yeux sortent presque de la tête, et leur partie antérieure arrive quelquefois jusqu'au niveau du dos du nez. Par suite de ce fait, les paupières sont largement ouvertes. J'ai vu, par exemple, chez une jeune dame myope, les mouvements des yeux gênés par la fente palpébrale, tant était grande la projection des globes oculaires. On lui avait fait même ailleurs pour cela l'opération du blépharophimosis.

Tandis que, dans ce premier type, le front est plutôt fuyant, chez les myopes de la seconde catégorie il est droit et large. Les tubérosités sont très-développées, le nez camus. Les yeux se trouvent enfoncés dans une cavité orbitaire profonde, protégée par des sourcils très-saillants.

Un *défaut de symétrie de la face,* une moitié de la figure étant plus plate que l'autre, nous fera penser à l'*anisomé- tropie*, état dans lequel un œil est myope et l'autre hypermétrope.

Toutes les formes d'*asymétrie du crâne* peuvent produire l'*astigmatisme*, cette irrégularité de l'appareil dioptrique, par laquelle deux méridiens de la cornée du même œil ont une courbure différente.

Par exemple, on trouve quelquefois des figures dont la ligne médiane, au lieu d'être droite dans le sens vertical, décrit une espèce d'arc latéralement courbé ; la ligne qui réunit le milieu du front avec celui du menton est déjetée de côté, et ne coïncide plus avec la verticale correspondant au dos du nez. Cette asymétrie se manifeste surtout par la courbure latérale du nez.

Cela tient à ce qu'une moitié de la face est plus développée que l'autre. La tubérosité du front, l'arcade zygomatique, les mâchoires sont plus fortes et plus saillantes d'un côté que du côté opposé.

Les individus ainsi conformés sont astigmates presque sans exception, et très-souvent anisométropes : la réfraction est alors plus forte du côté le plus développé, dont l'œil est myope ou tout au moins emmétrope, tandis que l'œil opposé est généralement hypermétrope.

Voici une autre circonstance qui est bien digne d'être remarquée : Certaines personnes ont, soit par suite d'un état congénital, soit par suite d'un accident ou d'une maladie telle que la syphilis, une sorte de refoulement de la racine du nez. Cet état les prédispose au catarrhe des voies lacrymales. Or, chez elles, le canal nasal est généralement très-étroit et présente une direction irrégulière. Il est bon d'être prévenu de ce fait, car la sonde, qui est la base du traitement du catarrhe du sac lacrymal, pénètre alors très-difficilement, et cette circonstance oppose au traitement un obstacle sérieux.

Cet examen général de la face du malade vous donnera encore de précieux renseignements sur la direction qu'il faut imprimer à la sonde. Si, par exemple, les parties osseuses correspondant au sac lacrymal ont pris part au refoulement de la racine du nez, ou si, sans cause morbide, l'orbite supérieur est très-proéminent, vous devez donner à la sonde une forte courbure, et, en l'enfonçant, ne pas seulement presser dans le sens vertical, mais faire basculer en même temps son extrémité libre vers le rebord supérieur de l'orbite, afin de diriger en avant l'extrémité inférieure.

Je vous fais incidemment cette observation parce que vous en éprouverez très-souvent l'utilité dans la pratique.

Quand le malade vous parle, ne négligez jamais de jeter un coup d'œil sur ses dents. Vous savez, par exemple, que les *dents d'Hutchinson*, cunéiformes et à bords échancrés, indiquent presque sans exception, l'existence de la syphilis héréditaire. D'autre part, des dents crénelées, striées horizontalement, font penser au rachitisme, qui s'accompagne souvent de cataracte zonulaire. (Horner.)

Si la forme du crâne est importante à observer chez nos malades, l'*examen de la peau* n'est pas moins utile.

Certaines affections cutanées, le pityriasis et l'eczéma, par exemple, peuvent affecter les paupières tout aussi bien que le reste du corps. On les traite par les mêmes moyens, mais avec plus d'insistance et de sollicitude, à cause des suites fâcheuses qu'elles entraîneraient dans une région si délicate : le gonflement de la paupière suffit déjà par lui-même pour gêner la vision, mais songez aux troubles graves que peut produire une direction vicieuse des cils, à la suite de l'inflammation persistante du bord des paupières.

D'autres affections de la peau, sans attaquer directement les paupières, n'en donnent pas moins des indices précieux pour le diagnostic de différentes maladies oculaires.

Si vous trouvez, par exemple, sur un malade, des traces d'une *éruption syphilitique* et que vous constatiez en même temps l'existence d'une iritis, soyez certains que cette dernière affection est de nature spécifique, et qu'en dehors du traitement local ordinaire (atropine et obscurité) elle exige un traitement général approprié.

N'oublions pas les rapports qui relient souvent les maladies de la choroïde aux maladies de la peau, rapports sur lesquels Horner insiste à si juste titre.

Une éruption ou des cicatrices de nature *herpétique*, caractérisées par leur siége unilatéral et correspondant à la distribution d'un nerf, nous aident souvent à reconnaître une kératite herpétique, confondue bien des fois avec la simple kératite phlycténulaire. Ces deux affections, d'apparence analogue, se distinguent pourtant en ce que la première, outre sa distribution limitée, amène l'anesthésie de la cornée, oppose au traitement une grande résistance, et laisse après elle des cicatrices persistantes : la seconde, au contraire, cède rapidement à l'insufflation de calomel sur la cornée.

Vous pourrez aussi reconnaître à la teinte spéciale de la peau, cette forme d'iritis très-chronique qui accompagne souvent la leucémie, et dont le danger est de produire des exsudations ponctuées sur la membrane de Descemet et des tumeurs jaunâtres sur l'iris. Vous vous rappelez ce que je vous ai dit à ce sujet dans notre première conférence.

Vous voyez par tous ces exemples combien est utile ce regard d'ensemble jeté tout d'abord sur le malade, et qui vous donne déjà la clef d'une foule de maladies oculaires. Celui qui néglige ces indices, si peu marqués qu'ils soient, se prive volontairement d'une partie des éléments du diagnostic.

C'est ensuite que vous procéderez spécialement à l'examen des yeux.

Ici encore, ne vous perdez jamais d'abord dans les détails, et commencez par un examen général. Ce que vous devez faire avant tout, c'est observer les *deux yeux* à la fois en les comparant l'un et l'autre. Beaucoup de lésions, et des plus graves, échappent à ceux qui, négligeant cette comparaison, se bornent à examiner l'œil qui paraît malade ou tout au plus ne regardent qu'un œil à la fois.

Il suffit quelquefois d'une légère divergence d'un œil, ou d'une inégalité de dilatation des deux pupilles pour mettre sur la voie d'une affection encéphalique.

Des tumeurs de l'orbite ou du cerveau produisent souvent un déplacement latéral ou une exophthalmie assez peu prononcés pour passer inaperçus sans un examen comparatif des deux yeux.

Des *différences d'ouverture des fentes palpébrales* ne vous échapperont pas facilement ; mais prenez toujours soin de déterminer alors si vous avez affaire à un ptosis de l'un des deux yeux ou à un excès d'écartement des paupières de l'autre œil. S'il y a ptosis d'un côté, la paupière supérieure de ce côté ne se relèvera pas complétement, tandis que de l'autre œil, elle jouira de toute l'étendue de ses mouvements ; dans les cas extrêmes d'écartement des paupières, l'œil malade ne pourra pas se fermer complétement, et alors, cachant involontairement sa cornée sous la paupière supérieure, il se dirigera en haut.

Ce phénomène s'observe facilement dans les cas où la paupière supérieure est rétractée par des brides cicatricielles. On peut, du reste, le produire rien qu'en tenant quelque temps la paupière supérieure relevée : alors, quand le muscle orbiculaire se contracte, on voit l'œil se porter en haut à la recherche de celle-ci.

Ne négligez jamais de faire l'*examen du sac lacrymal*. Pour cela, vous devez exercer sur lui une légère pression de bas en haut ; vous verrez alors, s'il y a du catarrhe, sourdre par les points lacrymaux un liquide plus ou moins purulent. Il arrive souvent que des ulcères de la cornée persistent indéfiniment sans autre cause que le contact, longtemps continué, de cette matière irritante qu'on n'avait pas soupçonnée jusqu'alors.

Vient ensuite l'*examen des bords des paupières*. Je ne reviendrai pas sur la blépharite ciliaire que je vous ai déjà signalée. Mais j'appellerai votre attention sur la position des cils, qu'il est de la plus haute importance d'examiner. Que de malades ne voit-on pas avec des kératites, des iritis, et d'autres inflammations plus graves encore, qui leur ont valu de subir toutes sortes de traitements, tandis qu'un cil mal placé, mais passé inaperçu, était la seule cause de l'irritation de l'œil ? Ne négligez donc jamais cette partie de l'exploration.

Passons maintenant à la *conjonctive*. On se contente très-souvent de jeter un coup d'œil sur la conjonctive qui recouvre le globe oculaire ou sur la face interne de la paupière inférieure. Cela ne peut suffire, car la partie la plus importante à examiner est le cul-de-sac conjonctival. C'est là, et souvent pas ailleurs, que siégent les granulations qui entretiennent ces conjonctivites tenaces, rebelles à tous les traitements tant qu'on n'a pas su découvrir la source du mal et s'en prendre aux granulations elles-mêmes.

Le cul-de-sac inférieur est très-facile à découvrir ; on n'a qu'à appliquer l'extrémité du doigt sur le bord de la paupière ; alors, faisant regarder le malade en haut, on abaisse le doigt, ce qui renverse la paupière et développe le cul-de-sac.

Pour la paupière supérieure, on use d'un procédé analogue, mais on parvient moins facilement à la renverser, à cause de la hauteur et de la résistance du cartilage tarse. Pour cela, le malade doit regarder en bas ; le médecin saisit délicatement avec le pouce et l'index d'une main, le bord palpébral ; de l'autre main, il appuie avec un corps résistant sur le haut du cartilage tarse et le fait basculer en même temps qu'il écarte la paupière. La face interne de cette dernière étant développée par ce moyen, on l'étale encore davantage en attirant en haut son bord libre et en le pressant contre le rebord orbitaire.

On est quelquefois étonné de tout ce qu'on trouve sous cette paupière supérieure : ce n'est pas, en effet, seulement le siége de prédilection des granulations de la conjonctive, mais aussi celui des corps étrangers de bien des natures. Un grain de sable, une paillette de charbon, viennent-ils à voler dans l'œil, c'est là qu'ils se sont réfugiés de préférence, et il arrive fréquemment que ces petits corps, restant cachés dans ce cul-de-sac pendant des mois et même des années, déterminent des conjonctivites insupportables autant que tenaces, conjonctivites qui entraînent souvent l'hypertrophie papillaire de la muqueuse. Croiriez-vous que j'y ai découvert, dans trois cas différents, des yeux d'écrevisses (singulier moyen) que les malades s'étaient introduits sous la paupière supérieure pour en chasser un grain de sable? Et, chose plus étonnante encore que leur remède, ces gens vivaient tranquillement depuis des années avec une conjonctivite purulente qui les empêchait presque de travailler, et qui était due tout simplement à la présence des corps en question, enchâssés dans des papilles hypertrophiées. Je n'ai pas besoin de vous dire que la suppression de la cause suffit, dans tous ces cas, pour faire disparaître l'effet.

Il s'agit maintenant d'examiner les *yeux proprement*

dits, et nous devons d'abord en observer l'aspect général.

Nous aurons donc à diriger successivement notre attention sur la *distance qui existe entre les deux yeux*, sur les *différences de hauteur des yeux*, puis sur leur degré de *proéminence*, sur l'exophthalmie, et enfin sur la *direction des lignes visuelles*.

La *distance entre les deux yeux* n'offre pas, en général, de différences bien appréciables à première vue, et pourtant c'est une question bien digne de nous préoccuper.

Je n'en veux pour preuve que le rôle que joue cette distance dans l'acte de la convergence. Vous savez qu'à chaque instant nous faisons converger nos yeux, pour travailler de près, pour lire, pour observer nettement. Or, vous reconnaîtrez facilement que pour la fixation d'un objet, placé à une distance donnée, plus les deux yeux sont écartés l'un de l'autre, plus grand est l'effort de convergence qu'ils doivent faire.

Aussi, pour différents yeux regardant à la même distance, l'effort de convergence nécessaire peut varier dans les limites de plus de dix degrés. Vous concevez que ce surcroît de travail, ne fût-il que de quelques degrés, peut finir par épuiser les muscles droits internes qui, pendant toute la vie, ont à produire cette convergence.

Pour ma part, je suis intimement persuadé que l'insuffisance des droits internes, qui produit si souvent l'asthénopie des myopes, doit être imputée, dans beaucoup de cas, à un excès de distance entre les deux yeux.

Cette question, si importante, a été jusqu'ici presque entièrement négligée, sauf quelques recherches faites par Mannhardt à Florence, et encore sans beaucoup de succès, à cause du peu de rigueur de sa méthode.

C'est pourtant un sujet qui mériterait d'être étudié à fond : on trouverait certainement là des faits nouveaux, très-instructifs, et l'explication de bien des faits déjà connus, mais faussement interprétés jusqu'à présent.

La principale difficulté à l'étude de cette question consistait dans l'absence d'une méthode exacte pour mesurer la distance entre les deux yeux. Il est, en effet, à peu près impossible de la mesurer directement avec une règle graduée, car, quel point de repère peut-on prendre? Le centre de la pupille? D'abord, la pupille n'est pas au centre de la partie antérieure du globe oculaire, mais un peu en dedans. Et puis le centre de la pupille ne peut être déterminé que par à peu près, d'où les plus grosses chances d'erreur.

Prendra-t-on, comme l'a proposé Horner, les bords de la cornée, l'externe d'un côté et l'interne de l'autre? Méthode qui n'est guère plus exacte que la précédente, car les bords des cornées sont souvent très-inégaux, et il est assez difficile de trouver les points correspondant à un même diamètre horizontal.

Ces méthodes ont d'ailleurs un vice capital, c'est qu'on ne peut appliquer la règle graduée aux points mêmes dont on veut mesurer la distance, le dos du nez s'y opposant encore à un degré considérable.

En dernier lieu, et c'est là un point essentiel, vous ne devez jamais oublier que la distance qui sépare deux points correspondants des deux yeux (centres pupillaires ou bords cornéens) ne représente l'écartement interoculaire qu'à une seule condition, c'est que les deux yeux soient dirigés parallèlement l'un à l'autre. Mesure-t-on cette distance dans l'état de convergence, elle est trop petite; dans la divergence, elle devient trop élevée.

Or, il est impossible à qui n'a pas fait d'exercices spéciaux de donner à ses yeux une direction absolument parallèle. Il reste toujours un degré plus ou moins grand de convergence, et le médecin est privé de tout contrôle pour juger si les yeux d'un malade sont parallèles ou non.

De là, le plus grand inconvénient de cette méthode, celui de ne pas être applicable aux yeux strabiques, ceux-là mêmes dont il serait le plus important de connaître la distance: il est évident que ces malades ne peuvent placer les yeux parallèlement.

L'emploi de la règle ne peut être justifiable que dans les cas exigeant seulement une mensuration approximative, comme quand il s'agit de déterminer la distance à donner aux verres des lunettes.

Et cependant, même pour ces cas, je vous conseillerais plus volontiers de vous servir de ma double règle, dont nous parlerons tout à l'heure, ou bien de la méthode suivante :

Vous vous placez devant le malade, et vous l'engagez à fixer un objet très-éloigné, ce qui donne à ses yeux une direction sensiblement parallèle.

Vous approchez alors votre règle graduée, et, fermant l'œil droit, vous visez avec l'œil gauche le point zéro de la règle, en le faisant correspondre au centre de la pupille de l'œil droit du malade. Puis, fermant votre œil gauche et ouvrant le droit, vous lisez avec ce dernier le degré de la règle qui se trouve devant le centre pupillaire de l'œil opposé du malade. Il est bien entendu que vous ne devrez, pas plus que ce dernier, faire le moindre mouvement pendant l'examen.

Vous évitez ainsi à peu près la parallaxe, mais cette méthode ne peut pas s'appliquer aux yeux strabiques, et du reste je ne vous la propose pas comme une méthode rigoureuse.

Enfin, ce n'est pas la distance interpupillaire qui nous intéresse. Que voulons-nous en effet? Apprécier le travail des muscles internes et externes dans les divers degrés de la convergence. Nous devons donc nous adresser aux seuls points de l'œil qui restent fixes pendant ces mouvements. Ces seuls points fixes, ce sont les centres de rotation du globe oculaire.

Pour mesurer la distance qui sépare ces centres de rotation, voici l'appareil que j'ai imaginé :

C'est une boîte (*Fig. 1*), ayant la forme d'un rectangle assez allongé, et dont une extrémité est percée de deux ouvertures (o o') pour les yeux, avec une dépression qui sert à recevoir le nez.

Les deux ouvertures, pourvues chacune d'une courte rallonge dans laquelle on place l'œil, peuvent se fermer séparément par une languette mobile, adaptée à l'intérieur.

Une plaque de séparation verticale partage la boîte en deux parties ; elle se trouve située exactement au milieu de

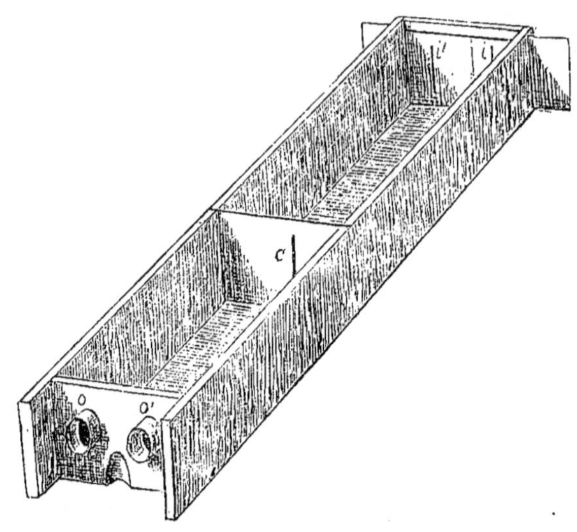

Fig. 1.

la distance séparant d'une part l'extrémité libre de la boîte, et d'autre part la ligne qui réunirait les centres de rotation des deux yeux.

L'extrémité libre de la boîte est fermée par deux plaques semblables pouvant glisser séparément l'une sur l'autre dans le sens latéral. Chacune d'elles est percée d'une fente verticale (i' et i). Une fente semblable (C) est pratiquée au milieu du diaphragme intérieur. Un couvercle sert à fermer le tout.

Pour mesurer la distance qui existe entre les deux yeux, on les applique à l'extrémité antérieure de la boîte, chacun regardant par l'ouverture correspondante. A l'aide de la languette intérieure, on ferme alors, par exemple, l'ouverture correspondant à l'œil gauche, et l'œil droit regarde seul dans la boîte. Cet œil ne verra rien tant que la fente du milieu et la fente gauche de l'extrémité opposée ne se correspondront pas dans la ligne visuelle de l'œil droit. On produit cette correspondance par un mouvement approprié de la plaque gauche mobile. On procède de même pour l'œil du côté opposé.

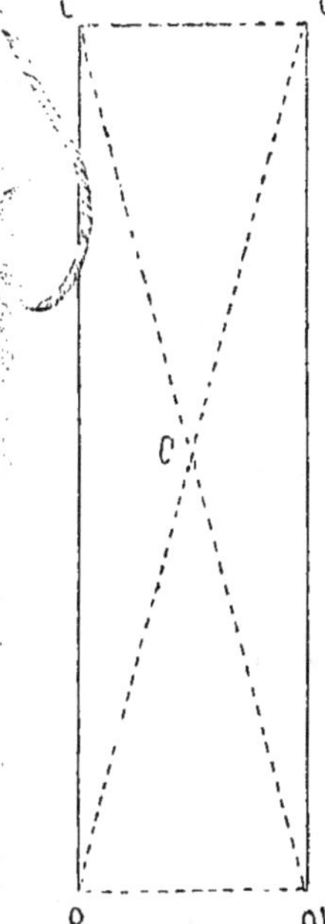

Fig. 2.

Vous comprenez aisément que la distance (i i') qui existe entre les deux fentes mobiles ainsi placées représente exactement la distance qui sépare les deux yeux (o o'), puisque ces deux distances sont les bases de deux triangles égaux, iCi' et oCo' (*Fig. 2.*).

Il est facile, du reste, en partant de ce principe, d'arriver au même résultat d'une autre manière : je suppose, par exemple, que vous ayez une planche rectangulaire portant à son milieu une aiguille fixe et à l'une de ses extrémités deux aiguilles mobiles. Les yeux, placés à l'autre extrémité, viseraient l'un après l'autre l'aiguille fixe, en faisant mouvoir l'aiguille mobile du côté opposé jusqu'au moment où elle serait recouverte par la première.

Comme je pense qu'il est plus aisé pour nos malades de saisir le moment où ils aperçoivent une clarté, je m'en tiens, pour ma part, à la première forme de l'appareil, auquel je donne le nom de *chiastomètre*.

Le grand avantage de cet appareil est de n'exiger ni le parallélisme des deux yeux, ni leur direction simultanée vers un même point, ce qui rend cette méthode de mensuration applicable même aux cas de strabisme et d'insuffisance des muscles de l'œil.

Nous devons maintenant apprendre à mesurer les déplacements que l'œil peut subir, soit en *hauteur*, soit dans le sens *antéro-postérieur*. Ces déplacements sont dus, le plus souvent, à des tumeurs développées dans la cavité orbitaire; il y a aussi des tumeurs de l'encéphale qui peuvent y donner lieu. Or, ce sont ces déplacements qui peuvent fournir les renseignements les plus précieux sur la marche de la tumeur, qu'elle s'accroisse ou qu'elle tende à disparaître. Il ne peut donc pas suffire de constater le déplacement, il faut le mesurer, pour apprécier ces changements.

Il est le plus souvent facile de reconnaître des différences de hauteur entre les deux yeux ; il suffit de faire tenir bien droite la tête du malade. Quant à savoir, dans ce cas, quel est l'œil déplacé, c'est aussi fort simple, car l'œil malade a ses mouvements gênés dans le sens opposé au déplacement: une tumeur située sur la paroi inférieure de l'orbite gênera l'abaissement de l'œil et le déplacera en haut.

Veut-on évaluer approximativement le degré du déplacement, on tiendra au niveau de la pupille de l'œil sain une règle bien horizontale, et on estimera le nombre de millimètres dont la pupille de l'autre œil est déplacée au-dessus ou au-dessous de la première; pour plus d'exactitude, on pourra mesurer cette dernière quantité avec une règle tenue perpendiculairement à la règle horizontale.

Dans le cas où le déplacement vertical aurait échappé, il y a un symptôme subjectif qui ne manquerait jamais de nous le rappeler, c'est la *diplopie*.

La *diplopie* se produit, en effet, dès qu'il existe la moindre différence de hauteur entre les deux yeux, et elle gêne d'autant plus le malade qu'il lui est très-difficile de réunir les doubles images. Dans la déviation horizontale, une forte contraction des droits internes, une légère rotation de la tête suffisent pour rétablir la vision simple: ici, il n'en est plus de même, et c'est souvent la diplopie seule qui amène le malade auprès du médecin.

Dans un cas semblable, il s'agit de déterminer si la diplopie tient à un déplacement total de l'œil ou à une déviation de celui-ci par suite de paralysie musculaire *incomplète*. Je dis *incomplète*, parce que la déviation qui suit une paralysie très-développée ne saurait être confondue avec un déplacement en totalité, et réciproquement.

Je suppose, par exemple, que l'œil gauche d'un malade paraisse plus haut que le droit. Le malade voit double, l'image de l'œil gauche est plus basse que celle de l'œil droit. Y a-t-il déplacement total de l'œil gauche ou bien paralysie incomplète du droit inférieur, par suite de laquelle la partie antérieure de l'œil est dirigée en haut ?

S'il y a déplacement du globe, la diplopie persistera quand nous élèverons l'objet de fixation, elle diminuera au contraire de plus en plus et cessera même à une certaine hauteur s'il y a seulement paralysie du droit inférieur. Dans ce dernier cas, en outre, l'image de l'œil malade sera non-seulement abaissée, mais encore ramenée vers l'œil sain et inclinée de son côté par sa partie supérieure, ce qui n'aura pas lieu dans le cas du déplacement total de l'œil.

Nous verrons, dans la suite de ces conférences, que des signes complexes, analogues à ce dernier, accompagnent les autres paralysies musculaires ; ces signes n'existent pas dans les déplacements du globe entier.

Nous pouvons ajouter qu'une tumeur, une exostose, ne se borneront pas à déplacer l'œil dans une seule direction. Dans la plupart des cas, nous aurons, indépendamment du déplacement vertical ou latéral, une protrusion de l'œil plus ou moins développée.

La *protrusion* de l'œil est un symptôme plus important encore que le déplacement en hauteur.

C'est d'abord un phénomène plus constant, car la partie antérieure de la cavité orbitaire est la seule direction dans laquelle le globe oculaire puisse fuir librement devant toute augmentation du volume des tissus qui l'entourent.

Aussi, trouvons-nous la protrusion comme symptôme principal des abcès, des périostites, des hypérostoses, des tumeurs, des cysticerques de l'orbite; nous la trouvons surtout dans la maladie de *Basedow*, le goître exophthalmique.

La protrusion de l'œil offre, en outre, un intérêt de premier ordre, à cause des suites fâcheuses qu'elle entraîne parfois pour la cornée et l'œil tout entier. Dans la maladie de Basedow, par exemple, l'exophthalmie atteint facilement un degré tel, que les paupières ne suffisent plus à couvrir la cornée : celle-ci commence alors à s'ulcérer, à se dessécher, à se desquamer, et finit souvent par être entièrement détruite, ce qui entraîne fatalement la perte complète de la vision.

On peut mesurer approximativement la protrusion en prenant comme point de repère le bord externe de l'orbite et en déterminant la longueur dont il est dépassé par la cornée de chaque œil. On emploie à cet effet une règl graduée que l'on applique horizontalement contre la paro· externe de l'orbite et on détermine à quels degrés de l règle correspondent et le bord antérieur de cette paroi et l sommet de la cornée.

Evidemment, cette méthode n'est pas très-exacte, parc qu'on n'est pas assuré de viser la cornée sous un angl droit. On peut éviter cette cause d'erreur en se servant d ma *double règle*.

Ce petit appareil se compose de deux règles divisées e millimètres, fixées parallèlement l'une à l'autre, à une dis tance d'un centimètre environ et superposées de façon ce que les divisions se correspondent très-exactemen On applique le point zéro de la double règle contre l bord de l'orbite et l'on vise le sommet de la cornée. Si le divisions se correspondent, on est assuré d'avoir visé sou un angle droit.

Cette méthode suffit dans la plupart des cas et pe remplacer tous les instruments, protrusiomètres, exophtha momètres, etc., qu'on a inventés pour mesurer l'exophtha mie, et que je me dispenserai de vous décrire.

Il est cependant un cas où cette méthode ne peut ét appliquée : c'est quand l'orbite a pris part au process qui produit l'exophthalmie. L'orbite alors ne peut plus ét prise comme point de repère et n'est plus comparable celle de l'autre côté. Mais on a encore un point qui res constant, c'est le dos du nez.

On peut donc chercher de quelle longueur le dos du nez
dépasse de chaque côté le sommet de la cornée. Seulement
cette mensuration n'est pas si simple que la précédente,
car on ne peut appliquer de règle graduée, ni sur le dos
du nez, ni sur la cornée ; aussi est-il nécessaire de viser
les deux points à distance.

Voici le problème qu'il s'agit de résoudre : quelle est la
distance entre deux points quelconques projetés sur un
même plan ? Ce problème est connu en architecture
sous le nom de profilation, mais il est alors beaucoup
plus simple, car on n'a affaire qu'à des plans perpendiculaires l'un sur l'autre, et à des lignes droites. Dans notre
cas, il en est tout autrement, et la question serait presque
insoluble sans l'instrument que nous devons à SNELLEN
(d'Utrecht), et auquel il a donné le nom de *métroscope* ;
cet instrument est si ingénieux, que je ne puis m'empêcher
de vous en indiquer rapidement le principe, d'autant plus

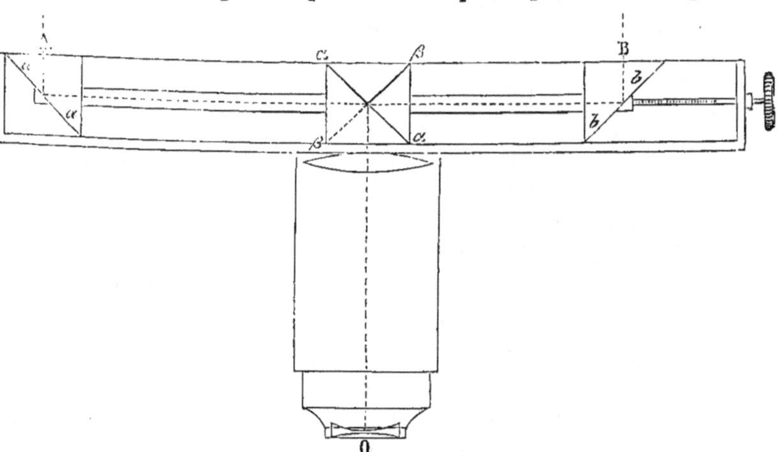

Fig. 3. — Il est évident que les deux points A et B peuvent être éloignés, séparément,
plus ou moins de l'appareil.

qu'il se prête à la résolution d'une foule d'autres problèmes.

Le métroscope se compose d'une espèce de boîte, de
dimensions variables, suivant les grandeurs à mesurer ;
pour l'emploi ophthalmologique, elle a environ dix centi-

mètres de longueur sur quatre de largeur. Dans son intérieur se trouve, à chaque extrémité, un miroir, *aa* et *bb*, incliné de 45° sur le diamètre horizontal de la boîte, miroir ayant sa surface réfléchissante dirigée en avant et en dedans ; la boîte elle-même est ouverte en avant. Ces deux miroirs peuvent être rapprochés, isolément, du centre de la boîte, tout en conservant leur inclinaison. (*Fig. 3.*)

Au centre de la boîte sont deux autres miroirs, $\alpha\alpha$ et $\beta\beta$, ayant seulement la moitié de la hauteur des précédents ; ils sont placés l'un sur l'autre en formant une croix, et orientés de telle sorte qu'ils tournent leur surface réfléchissante parallèlement aux premiers miroirs, le plus haut regardant, par exemple, le premier miroir de droite, le plus bas regardant le premier miroir de gauche. Ces deux miroirs centraux font donc, avec la direction de la boîte, un angle de 45°, et l'un avec l'autre un angle droit.

Un objet A, placé devant le miroir *aa*, est réfléchi à angle droit par celui-ci vers le miroir $\alpha\alpha$, qui le renvoie à son tour sous le même angle dans la direction O. De même, un objet B est réfléchi successivement par le miroir *bb* et par le miroir $\beta\beta$, et renvoyé dans la même direction O. Un observateur placé en O peut donc, en rapprochant ou éloignant les miroirs α et β d'une manière convenable, recevoir les deux images, celle de A et celle de B superposées. A ce moment, si A et B sont situés dans un même plan parallèle à la boîte, leur distance pourra être mesurée par l'écartement des deux miroirs *aa* et *bb*. Je suppose maintenant que B s'éloigne ou se rapproche de la boîte, mais toujours dans un plan perpendiculaire à celle-ci ; les deux images reçues par l'observateur ne cesseront pas d'être superposées, et l'écartement des miroirs *aa* et *bb* ne cessera pas d'indiquer la même mesure, celle de la distance qui sépare l'objet A et le plan sagittal passant par B.

Cet écart des deux miroirs mobiles est indiqué sur l'instrument. De plus, pour voir à la fois plus nettement et à une plus grande distance, une petite longue-vue est adaptée au métroscope.

Au lieu de regarder les deux objets A et B, supposez que nous ayons opéré d'une part sur le profil de la cornée droite et le dos du nez, d'autre part sur le dos du nez et le profil de la cornée gauche, rien de plus facile que de déterminer, d'après ces données, le degré de protrusion d'un œil ; cette protrusion est, en effet, représentée par la différence qui existe entre les deux distances que nous avons ainsi mesurées.

Le degré de la protrusion n'apprend évidemment rien sur la nature de la tumeur. Nous tâcherons de tirer quelques renseignements à ce sujet, d'après la *résistance* plus ou moins grande opposée par le bulbe oculaire au doigt qui cherche à le repousser dans l'orbite.

Pour cela, on peut appliquer les mains sur les deux tempes du malade, tandis qu'avec les pouces on exerce sur les deux yeux une pression délicate, mais toujours croissante. De cette manière, on apprécie facilement si l'œil malade cède à la pression aussi bien que l'autre, s'il se laisse plus ou moins repousser dans l'orbite, ou s'il échappe à la pression, et dans quelle direction.

Des exostoses, des tumeurs d'une consistance très-dure, ne permettent évidemment pas de grandes excursions au bulbe oculaire, tandis que des exsudations séreuses dans le tissu conjonctif de l'orbite, des abcès mêmes sont plus compressibles.

Si l'œil échappe toujours dans la même direction au doigt qui le comprime, on peut être certain qu'il existe une tumeur d'une certaine consistance sur la paroi orbitaire opposée à cette direction.

Je ne vous décrirai pas l'instrument de Snellen pour mesurer à la fois la protrusion et la réductibilité de l'œil : je vous renvoie, pour la connaissance de cet instrument, à notre *Métrologie* (p. 199). La sensibilité d'un doigt exercé suffit généralement dans la pratique.

TROISIÈME LEÇON

Des mouvements des yeux.

Messieurs,

Après nous être suffisamment renseignés sur la POSITION des yeux, nous devons maintenant nous occuper de leur DIRECTION.

Le temps nous manque malheureusement pour étudier d'une manière approfondie la physiologie des mouvements des yeux. Quelques mots sont pourtant nécessaires pour aborder d'une manière fructueuse l'étude pathologique de ces mouvements.

Vous savez, Messieurs, que six muscles à fibres striées contribuent à mouvoir le globe oculaire. Tous ces muscles, après s'être insérés pour le plus grand nombre à l'anneau tendineux du trou optique, se rendent au globe oculaire, les uns directement, les autres après réflexion, et s'épanouissent chacun en un large tendon qui se confond avec la sclérotique.

Quatre de ces muscles, qui se rendent directement de l'anneau du trou optique au globe oculaire, ont reçu le nom de muscles droits : on les distingue, d'après leur position, en *droit interne*, *droit externe*, *droit supérieur* et *droit inférieur*.

Un cinquième, le muscle *oblique supérieur*, naît, comme les précédents, de l'anneau du trou optique, mais, après s'être dirigé d'abord en avant, le long de la partie interne de la paroi supérieure de l'orbite, il se réfléchit sur une petite anse fibreuse fixée au bord supérieur et antérieur de

cette cavité, et s'insère définitivement à la partie supérieure et externe du globe oculaire.

Le sixième de ces muscles, l'*oblique inférieur*, prend
son insertion fixe sur la partie antérieure et interne
de la paroi inférieure de l'orbite ; il contourne ensuite, dans
la direction de la tempe, le globe oculaire, à la partie postérieure et externe duquel il va se fixer.

Les muscles *droit interne*, *droit supérieur*, *droit inférieur*, *petit oblique* ou *oblique inférieur*, sont innervés à
la fois par le *moteur oculaire commun* (3° paire nerveuse
crânienne) ; quant à l'*oblique supérieur* et au *droit externe*, ils reçoivent chacun un nerf spécial, le premier reçoit le *nerf pathétique* (4ᵉ paire), le second le nerf *moteur
oculaire externe* (6ᵉ paire).

Tous ces muscles ont pour effet de faire tourner l'œil
autour d'un point unique, qu'on appelle le *centre de rotation*, point situé sur l'axe antéro-postérieur du globe, à
14 millimètres environ derrière la cornée, et à 10 millimètres devant la face postérieure de la sclérotique dans l'œil
emmétrope.

Il est facile déjà de voir d'après leur insertion, que les
six muscles de l'œil forment trois paires de *muscles anta-
gonistes*, dont chacune est composée de deux muscles faisant tourner l'œil autour du même axe, mais en sens contraire. Ainsi, le *droit interne* et le *droit externe* font tourner l'œil autour d'un axe vertical.

L'axe de rotation des muscles *droit supérieur* et *droit
inférieur* est situé dans le plan horizontal ; il n'est pas tout
à fait transversal, mais forme avec l'axe antéro-postérieur
un angle d'environ 67 degrés ; son extrémité nasale est la
plus antérieure. Aussi ces deux muscles, outre leur action principale qui est d'élever ou d'abaisser la cornée, ont-
ils en outre pour effet de l'incliner légèrement en dedans.

L'axe de rotation des muscles *obliques supérieur et inférieur* est, lui aussi, dans le plan horizontal, mais sa direction est beaucoup plus oblique que celle du précédent, car
elle fait avec l'axe antéro-postérieur un angle de 38 degrés,

son extrémité externe ou temporale étant la plus antérieure. Aussi ces deux muscles inclinent-ils la cornée en dehors à un assez haut degré, en même temps qu'ils la dirigent, le premier en haut, le second en bas.

A l'état normal, sauf pour le *droit interne* et le *droit externe*, ces muscles ne se contractent pas isolément, mais sont accouplés diversement pour les différentes directions du regard.

Ainsi, pour le regard direct en haut, le *droit supérieur* et l'*oblique inférieur* unissent leur action ; le regard en bas, au contraire, est produit par la contraction simultanée du *droit inférieur* et de l'*oblique supérieur*. De cette façon, la déviation en dedans, que les muscles *droits supérieur* et *inférieur* imprimeraient à l'œil en se contractant isolément, est corrigée par l'action en sens contraire des *muscles obliques*. Mais, quand même un seul muscle suffirait pour chaque direction du regard, il n'y en aurait pas moins une contraction simultanée de tous les autres muscles, pour maintenir l'œil dans la position qu'il occupe. Cette tension des muscles de l'œil est, du reste, permanente, car il suffit de les couper pour voir le globe oculaire avancer de quelques millimètres. Dans tous les cas, chaque mouvement d'un œil est normalement accompagné d'un mouvement de l'autre œil.

Complétons ce court préambule, en ajoutant que, dans l'exploration des mouvements oculaires, on a choisi, comme point de départ normal, une position des yeux qui correspond à l'*innervation minimum* de leurs muscles. Dans cette position, que l'on nomme *position primaire*, les lignes visuelles sont dirigées directement en avant, parallèlement l'une à l'autre, et dans un même plan horizontal.

La tâche des muscles de l'œil est de *diriger toujours les deux yeux sur le point de fixation*, en d'autres termes, *de procurer la vision simple avec les deux yeux*. Tout écart à cette règle indique un trouble dans le fonctionnement des muscles de l'œil.

Aussi, toute perturbation des mouvements oculaires se

traduit en définitive par l'*impossibilité de diriger les deux yeux ensemble sur le point de fixation*. L'expression de ce fait consiste, pour le malade, dans l'*impossibilité de la vision binoculaire simple*, d'où des symptômes subjectifs tels que l'*asthénopie* et la *diplopie*, pour le médecin, dans la *déviation des yeux* du sujet.

Lors donc qu'un malade se présentera en ayant ses yeux déviés de leur position normale, c'est-à-dire non dirigés ensemble sur l'objet fixé, nous aurons à nous poser les questions suivantes, qui renferment tout le diagnostic :

1° Quel est le sens de la déviation?
2° Quel est l'œil dévié?
3° De combien de degrés cet œil est-il dévié?
4° A quelle cause faut-il attribuer la déviation?

Pour simplifier l'étude successive de ces différentes questions, en même temps que pour faire saisir toute leur portée, nous allons choisir un exemple.

Un malade vient vous trouver, et vous constatez que les deux yeux ne fixent pas ensemble le même point. Vous devez vous demander tout d'abord quel est le sens de la déviation. Pour choisir le cas le plus simple, y a-t-il excès de convergence ou de divergence? Il y a convergence, quand les lignes visuelles se croisent en avant du point de fixation ; il y a divergence, quand elles se croisent derrière lui.

Ce premier point est facile à déterminer : en faisant regarder par le malade un objet quelconque, l'extrémité du doigt, par exemple, on voit de suite si les yeux convergent trop ou trop peu. Dans l'exemple que nous avons choisi, nous supposerons que les lignes visuelles s'entrecroisent en avant de l'objet fixé ; le strabisme est convergent.

Nous devons maintenant examiner quel est l'œil dévié. En d'autres termes : un excès de convergence étant constaté, à quoi tient-il? Plusieurs cas peuvent se présenter :

En premier lieu, la convergence peut être produite ou par la paralysie d'un muscle droit externe ou par le spasme d'un droit interne (ce dernier cas est excessivement rare).

Ou bien, sans perte de motilité d'aucun muscle, il peut existe un trouble *dans les mouvements relatifs*, trouble tel, que les yeux n'arrivent jamais à diriger leurs lignes visuelles sur le même point, mais que ces lignes se croisent toujours devant l'objet, quel que soit l'œil qui fixe ce dernier. On a affaire alors à un *strabisme concomitant*. Dans ce cas, le champ d'excursion de chaque œil n'est pas diminué, mais seulement déplacé d'un certain nombre de degrés, plus étendu en dedans, par exemple, et plus restreint en dehors de la même quantité.

Enfin, le strabisme peut être seulement *apparent*. Je veux dire que les centres des cornées, qui nous servent à nous orienter, ou plutôt que les axes cornéens peuvent converger ou diverger sans que pour cela les lignes visuelles cessent de se croiser au point de fixation. Voici pourquoi ce fait est possible : dans l'œil le plus normal, les lignes visuelles ne coïncident généralement pas avec les axes des cornées, mais forment avec ceux-ci un angle qu'on appelle *l'angle α ;* or, vous concevez que cet angle puisse être plus ou moins grand suivant les sujets.

Permettez-moi ici d'ouvrir une parenthèse pour vous dire quelques mots de l'angle α, dont vous entendrez parler trop souvent en ophthalmologie pour ne pas vous fixer définitivement à son sujet.

L'*angle α*, avons-nous dit, est l'*angle formé par l'axe optique et la ligne visuelle de l'œil. (Fig. 4.)*

On appelle *axe optique*, dans un système dioptrique centré, la ligne *aa* qui passe par les centres optiques de ce système et qui est perpendiculaire à ses surfaces. Sur l'axe optique sont situés les points cardinaux, entre autres les *points nodaux*, ou le point nodal commun, qui est le centre de similitude du système. Dans l'œil, ce centre de similitude se trouve dans la partie postérieure du cristallin, en *K*.

La *ligne visuelle* est la ligne qui réunit le point fixé (V) et la *macula* (*m*). Cette ligne traverse nécessairement aussi le point nodal, et si la tache jaune était bien centrée, si

elle se trouvait sur l'axe optique, la ligne visuelle et l'axe
optique coïncideraient. Tout objet fixé serait également sur
l'axe optique. Il n'y aurait pas d'angle α. Mais la macula ne
se trouve généralement pas sur l'axe
optique; par conséquent ce dernier ne
coïncide avec la ligne visuelle qu'au
point nodal, et forme avec elle l'angle α
dont le point nodal est le sommet.

Dans la grande majorité des cas, la
tache jaune est située en dehors de
l'axe optique; l'extrémité antérieure
de la ligne visuelle est alors située en
dedans, l'axe optique en dehors. Dans
ce cas, on donne le signe + à l'angle
α, et on dit qu'il est *positif*.

Le déplacement de la macula peut
être assez considérable pour produire
dans certains cas un angle α de 7° et
plus. Cela s'observe surtout dans l'*hypermétropie*. Chez les *emmétropes*,
l'angle α est moins grand, il est de 3°
ou 4° environ.

Les yeux *myopes* ont un angle α encore plus petit, et dans les degrés élevés de myopie, la tache jaune se rapproche tellement du nerf optique,
qu'elle arrive quelquefois à le dépasser
et se trouve alors à son côté interne.

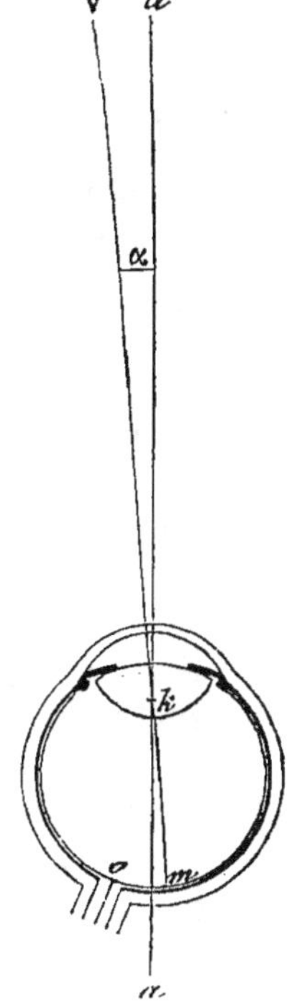

Fig. 4.

Dans ce dernier cas, l'extrémité antérieure de la ligne
visuelle est située en dehors de l'axe optique, et l'angle α
est négatif; on lui donne le signe —.

Ces faits, étudiés par HELMHOLTZ, KNAPP, DONDERS, DOI-
JER, et constatés par tous ceux qui se sont occupés d'oph-
thalmométrie, coïncident parfaitement avec des faits analogues, que j'ai observés moi-même dans mes mensurations
de la distance qui existe entre la papille et la macula. J'ai
déterminé cette distance sur 100 yeux pendant la vie, et j'ai

trouvé en moyenne 3,9 millimètres pour l'œil emmétrope, et une distance plus grande pour l'œil hypermétrope, plus petite pour l'œil myope (1). DOBROWOLSKY a obtenu des ré sultats semblables.

Vous comprenez maintenant comment il se fait, que, dans le cas d'un angle α positif, les yeux paraissent diverger, tandis qu'ils semblent converger dans le cas contraire, malgré la bonne direction des lignes visuelles ; l'observateur s'oriente, en effet, sur le centre de la cornée ou de la pupille, par lequel passe ou à peu près, l'axe optique.

Pour déterminer l'angle α, on se sert généralement de l'ophthalmomètre, qui s'y prête très-facilement et très-exactement. Mais comme l'instrument n'est pas à la portée de tout le monde, il me suffira de vous indiquer une méthode moins rigoureuse, mais beaucoup plus simple, que nous devons à M. JAVAL.

On place l'œil à examiner au centre d'un arc gradué, comme dans le périmètre. On lui fait fixer un point (o) qui correspond au sommet de l'arc, et pendant ce temps, on promène le long de l'arc une petite flamme dont on observe le reflet sur la cornée de l'œil examiné. A un certain degré de l'arc, la flamme a son reflet situé juste au milieu de la cornée ; on trouve ce point en suivant du regard la marche de la flamme, de manière à ce que l'œil de l'observateur se trouve toujours placé verticalement au-dessous de la lumière. Une fois ce point trouvé, on sait qu'il est situé sur l'axe optique, puisque la flamme est alors en face du centre de la cornée. D'autre part, la ligne visuelle de l'œil observé passe par le point o, que cet œil fixe. L'œil observé étant au centre de l'arc, le degré de celui-ci où se trouve la flamme mesure exactement l'angle α.

Revenons maintenant à notre malade. Il s'agit donc d'abord de déterminer si son strabisme est réel ou apparent.

Pour cela nous couvrons simplement avec notre main un des yeux du malade ; (on peut se servir aussi très-avanta-

---

(1) Annal. d'ottalmologia del prof. Quaglino 1872. I.

geusement, pour le même usage, d'un verre dépoli qui, appliqué très-près de l'œil du sujet, permet au médecin de suivre tous les mouvements de cet œil sans que le patient puisse voir). Puis nous montrons au malade notre doigt indicateur de l'autre main et nous le lui faisons fixer attentivement avec son œil libre.

Pendant que ce dernier fixe bien, nous le couvrons rapidement en découvrant l'autre œil. A ce moment, si l'œil d'abord couvert ne bouge pas et voit nettement le doigt qn'on lui montre, le strabisme n'est qu'*apparent* ; il est dû à l'angle α : Déjà sous la main ou sous le verre qui le cachait, l'œil était dirigé sur l'objet fixé par l'œil libre; on avait attribué à la déviation des lignes visuelles, ce qui n'était dû qu'à la convergence des axes cornéens.

Dans l'exemple que nous avons choisi (strabisme convergent), le strabisme apparent serait un cas exceptionnel, la divergence des axes optiques étant, comme nous l'avons vu, beaucoup plus commune que leur convergence. Mais du reste tel n'est pas notre cas : en effet, à peine découvrons-nous l'œil caché, que celui-ci fait un mouvement en dehors pour se diriger sur le doigt qu'on lui montre; ce qui prouve que sous la main il était dirigé trop en dedans. Le strabisme est donc *réel*.

En présence de ce fait, nous avons à nous demander s'il y a *paralysie d'un des muscles droits externes*, ou bien *strabisme concomitant*.

Pour avoir la réponse, répétons successivement sur les deux yeux la manœuvre précédente : nous remarquerons par ce moyen, ou bien que le mouvement de redressement est le même pour chaque œil, et alors il y aura *strabisme concomitant*, ou bien que la déviation est plus prononcée d'un côté que de l'autre, et alors il y aura *paralysie*. Et dans la dernière hypothèse, le côté de la paralysie sera celui dont l'œil dévie le moins sous le verre dépoli, ou en d'autres termes, fait un mouvement de redressement moins considérable.

Dans notre cas, par exemple, l'œil gauche dévie moins

que l'œil droit, c'est donc lui qui est malade, et nous avons affaire, en définitive, à une *paralysie du muscle droit externe du côté gauche*.

Voici l'explication de ce phénomène : L'œil malade étant dirigé trop en dedans à l'état de repos, exige une contraction de son muscle droit externe pour se diriger sur l'objet à fixer. Mais, pour effectuer cette contraction, ce muscle, affaibli, a besoin d'une impulsion nerveuse d'autant plus forte qu'il est plus paralysé.

Or, vous savez que le mouvement d'un œil en dehors est toujours accompagné d'un mouvement de l'autre en dedans. La contraction du droit externe gauche étant associée à celle du droit interne du côté droit, c'est la même impulsion nerveuse qui commande aux deux muscles.

Si cette impulsion devient plus forte pour faire contracter le muscle droit externe gauche paralysé, elle agira en même temps à un degré plus intense sur le muscle droit interne du côté droit, et comme celui-ci est sain, il répondra par une contraction plus considérable.

Aussi, pendant que l'œil gauche, regardant seul, fait un effort en dehors juste assez grand pour fixer l'objet qu'on lui montre, l'œil droit se dirige fortement en dedans ; quand l'œil droit fixera seul, comme il demandera pour son muscle sain une impulsion moins considérable, l'œil gauche se déviera à un moindre degré. On comprend ainsi facilement que la déviation, et par suite le mouvement de redressement, soient plus considérables pour l'œil sain que pour l'œil malade.

Nous pouvons donc déjà répondre à la seconde question que nous nous étions posée : quel est l'œil dévié ? Mais notre diagnostic gagnera beaucoup en précision si nous déterminons *les limites d'excursion de chaque œil*.

Pour faire cette exploration, nous faisons suivre du regard par le malade notre doigt que nous promenons à droite, à gauche, en haut et en bas, jusqu'aux dernières limites où il peut le voir.

Nous comparerons ainsi le degré d'*adduction* et d'*abduc-*

tion possible pour chaque œil, et nous verrons alors si ces mouvements sont bien conservés dans les deux yeux, comme c'est le cas pour le strabisme concomitant, ou s'ils font défaut d'un côté, comme dans la paralysie.

Dans notre cas, nous voyons qu'en faisant regarder fortement à droite, la pupille de l'œil droit est à moitié cachée sous la commissure externe des paupières, tandis qu'à la limite du regard à gauche, c'est à peine si le bord externe de la cornée gauche atteint la commissure correspondante. Quant à la force de convergence, elle est conservée sur les deux yeux à un égal degré.

Lorsque, dans une certaine direction, l'œil ne suit à aucun degré l'objet de fixation, et qu'il reste immobile, il y a évidemment *paralysie complète* du muscle qui agit dans cette direction. Si, au contraire, l'œil suit jusqu'à un certain point, comme dans notre cas, la paralysie est *incomplète*.

Quand l'œil est arrivé au bout de l'excursion qu'il peut faire dans une direction donnée, on le voit souvent animé de mouvements rotatoires oscillants. Ce nystagmus est dû à ce que des muscles qui, à l'état normal, viennent en aide accessoirement au muscle paralysé, cherchent alors à le suppléer, sans toutefois y réussir complétement. Ce sont surtout les deux obliques, et peut-être quelques fibres isolées des muscles droits supérieurs et inférieurs, qui provoquent ce mouvement rotatoire.

Nous voici actuellement en mesure d'aborder d'une façon plus précise, l'étude de notre troisième question : *quel est le degré du strabisme ?*

Vous avez remarqué qu'en voulant estimer approximativement la déviation, je me suis servi tout à l'heure comme point de repère de la commissure des paupières. On a, en effet, l'habitude d'exprimer le strabisme par des longueurs linéaires, qu'on mesure pour ainsi dire avec le bord palpébral. Ainsi, on parle d'un strabisme de 5 millimètres, quand le point de la paupière inférieure qui correspond verticalement au centre de la pupille de l'œil dévié, est éloigné de 5 millimètres du point auquel correspondrait le centre pupillaire du même œil à l'état normal.

Mais vous concevez facilement, Messieurs, que c'est là un mode de mensuration très arbitraire. D'abord, quoi de plus difficile que de déterminer exactement les points de la paupière qui correspondent à la première et à la seconde position?

De plus, des mouvements rotatoires comme ceux de l'œil ne doivent évidemment pas être exprimés par des grandeurs linéaires. Quand il s'agit de déplacements du globe en totalité, que l'on dise : l'œil est porté à 5 millimètres en haut, en bas, à droite, à gauche, en avant, rien de plus juste, comme nous l'avons vu dernièrement. Mais les mouvements des yeux ne sont pas des déplacements en masse, comme chacun sait ; ce sont des rotations autour d'un centre qui reste immobile.

L'expression des excursions de l'œil, ainsi que des lacunes de cette excursion, est par conséquent donnée par l'*arc* que l'œil a parcouru, ou par l'*angle* correspondant, dont le sommet est au centre de rotation du globe.

Vous concevez quelles erreurs on s'expose à commettre en mesurant cet arc par sa projection sur une ligne droite. Vous trouvez un jour, je suppose, un strabisme de 5 millimètres ; quelque temps après, il est de 10 millimètres ; direz-vous qu'il a doublé? Ce serait essentiellement faux. Vous savez tous, en effet, que la projection d'arcs égaux sur une droite tangente au 0° diminue de plus en plus à mesure que ces arcs se rapprochent de 90°, de sorte que dans le cas dont nous parlons, la rotation de l'œil a plus que doublé. La strabométrie basée sur la mesure du *déplacement* du centre pupillaire, est donc une méthode radicalement vicieuse, et il est étonnant qu'on ait pu proposer des strabomètres linéaires.

Que l'on se serve d'une règle graduée sur laquelle on vise à l'aide d'un point de mire le centre pupillaire, que l'on se serve du bord palpébral, qui n'est ni une ligne droite, ni un arc concentrique aux excursions de l'œil, que l'on se

serve de ces prétendus strabomètres qui consistent en une
plaque divisée ayant la courbure des paupières, on ne peut
pas espérer avoir ainsi la mesure du strabisme.

Si nous ne voulons qu'une estimation approximative,
l'œil nu nous suffira. Si nous voulons une mesure exacte,

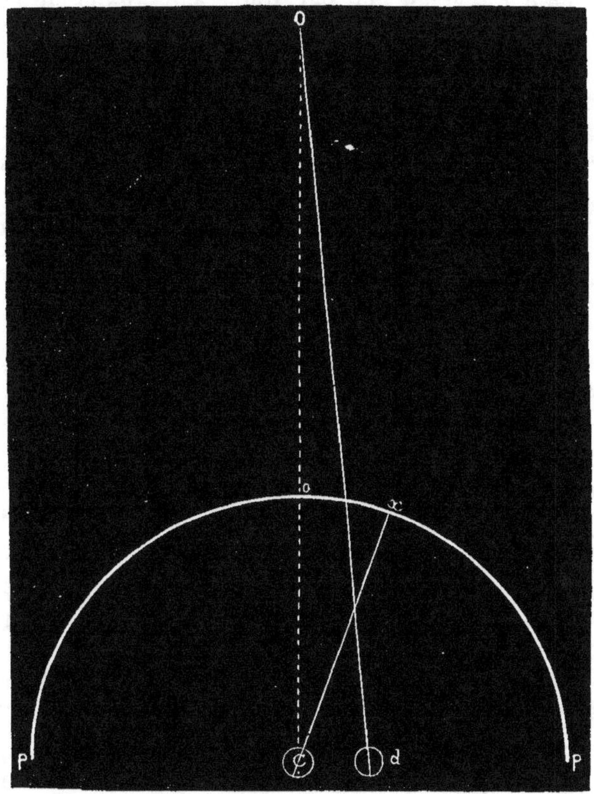

Fig. 5.

telle que l'exige l'observation consciencieuse de la marche
de la maladie, nous devrons déterminer l'*angle du strabisme*.

Voici comment nous avons défini cet angle dans notre

Métrologie : *L'angle du strabisme est l'angle que la ligne du regard de l'œil dévié forme avec la direction qu'elle devrait avoir.*

On peut déterminer cet angle soit *objectivement*, soit *subjectivement*. La manière la plus simple de déterminer l'angle du strabisme est tout-à-fait analogue à celle que nous avons employée pour mesurer l'angle α. (*V. fig. 5*).

Nous nous servons encore ici de l'arc gradué du périmètre, au centre duquel nous plaçons l'œil dévié (*c*) du malade, l'arc étant disposé dans le plan de la déviation. Pour le cas que nous avons choisi comme exemple, l'arc sera horizontal. Nous engageons alors le malade à fixer *avec ses deux yeux* un objet O éloigné, situé sur le prolongement du rayon médian $c\,o\,$O. C'est la direction que l'œil dévié devrait avoir à l'état normal.

Ce qu'il s'agit maintenant de déterminer, c'est le point x sur lequel l'œil est dirigé en réalité ; l'angle $o\,c\,x$ formé par ces deux directions est l'angle du strabisme.

Pour avoir cette seconde donnée, nous devrions déterminer la ligne du regard, mais l'obtenir n'est pas chose facile; aussi nous contenterons-nous pour la pratique d'une ligne qui ne diffère de la précédente que d'un angle négligeable (l'angle α) par rapport à celui du strabisme ; je veux parler de l'axe optique, que nous avons appris précédemment à déterminer. Nous promènerons, comme nous l'avons fait, une bougie le long de l'arc, jusqu'au point x où son reflet soit situé au centre de la cornée. Si l'œil est dévié en haut ou en bas, on suivra la même méthode, en plaçant l'arc verticalement.

Quand il y a une déviation, non pas horizontale ou verticale, mais dans une direction intermédiaire, il serait assez compliqué de déterminer d'abord exactement le méridien de la déviation. Dans ce cas, on partage celle-ci en deux composantes, l'une verticale et l'autre horizontale, qu'on mesure séparément. On dit alors, par exemple : tel œil présente 2° de déviation horizontale, 10° de déviation verticale.

Cette manière de procéder est d'autant plus légitime que nous suivons le même principe, comme nous le verrons plus loin, dans la détermination subjective du degré du strabisme, et souvent même dans la thérapeutique, en combinant la ténotomie du muscle droit supérieur ou inférieur avec celle d'un muscle latéral.

Après avoir déterminé le degré de déviation de l'œil malade dans la *vision au loin*, il faut examiner les changements que subit le strabisme dans la *vision rapprochée;* pour cela, on rapproche simplement l'objet o et on procède de la même façon que précédemment.

On voit souvent, en effet, changer considérablement le degré du strabisme dans la convergence, ce qui nous fournit des données précieuses pour l'opération. Si nous trouvons, par exemple, qu'un strabisme convergent diminue beaucoup dans la vision de près, nous nous garderons de donner trop d'effet à la ténotomie, et d'exposer ainsi le malade au préjudice d'une convergence pénible ou incomplète.

QUATRIÈME LEÇON.

Mouvements des yeux (*suite*).

Messieurs,

L'examen objectif du strabisme, que nous avons exposé dans la dernière leçon, est le seul possible dans les cas où l'œil dévié a perdu son acuité visuelle. Dans le cas contraire, il doit être toujours suivi de l'*examen subjectif*.

Le principal symptôme subjectif du strabisme est la *diplopie*. La diplopie est due à ce fait, que l'image rétinienne de l'objet fixé, qui dans l'œil sain se forme sur la macula, tombe, dans l'œil dévié, sur un autre point de la rétine, et est projetée en dehors comme si l'œil droit était dans la position normale.

Soient, par exemple (*Fig. 6*) D l'œil droit, S l'œil gauche dévié en dedans. Leur centre de rotation est en *r*, leur macula en *m* ; O est l'objet de fixation. La macula de l'œil droit est dirigée vers le point fixé O ; celle de l'œil gauche est dirigée vers un point X. L'image de O, au lieu de se former dans ce dernier œil en *m*, se forme en *o*, et l'œil S, qui juge de la position des objets extérieurs, comme s'il était dans la bonne direction et comme si sa macula regardait le point O, projette l'objet fixé dans la direction qu'aurait alors un objet faisant son image en o sur la rétine.

Pour trouver cette dernière direction, nous n'avons donc qu'à supposer l'œil S redressé dans la direction normale

sur O. Dans ce cas, le point *m* viendrait en *o*, en face de
O; et *o* serait déplacé d'un angle égal et viendrait en *o'*
dans la direction *o' O'*. L'objet fixé est donc réellement vu

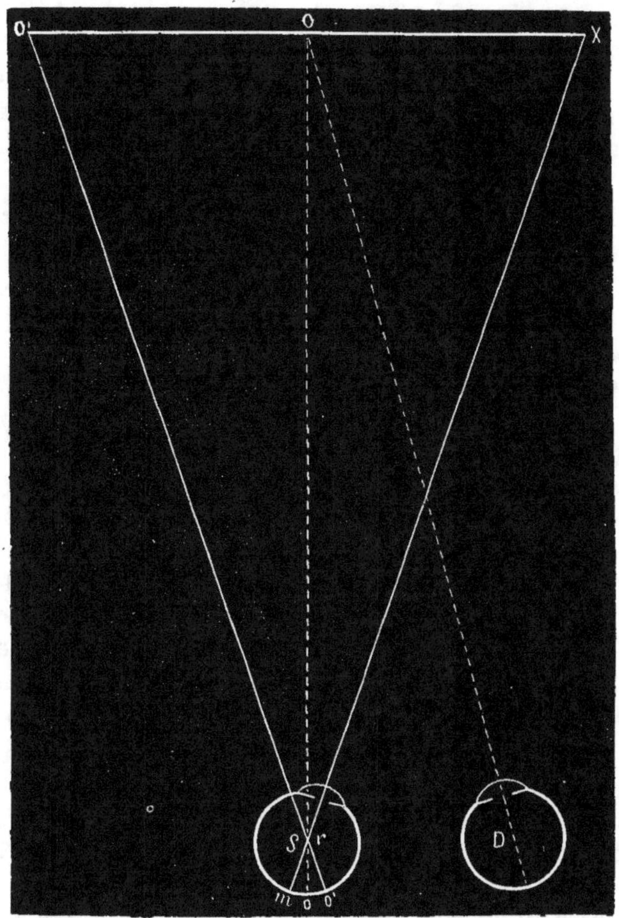

Fig. 6.

par l'œil S en O'. Comme cette projection de l'objet est située du même côté que l'œil dévié, on appelle cette diplopie *homonyme*.

L'inverse a lieu quand l'œil est dévié en dehors, dans le *strabisme divergent*. La partie antérieure de l'œil étant alors tournée en dehors, la partie postérieure est tournée en sens contraire, et la macula est située en dedans de l'image de l'objet; celui-ci se peint donc sur la partie externe de la rétine. Puisque, à l'état normal, ce sont les objets situés du côté du nez qui forment leur image sur cette partie, l'image rétinienne est projetée dans la direction du nez, c'est-à-dire *du côté de l'œil sain*, et la diplopie est *croisée*.

De là cette règle générale : *La diplopie est toujours de sens opposé à celui de la déviation : strabisme convergent, diplopie homonyme ; strabisme divergent, diplopie croisée ; œil dévié en haut, image en bas ; déviation en bas, image en haut.* — Dans l'exemple que nous avons choisi, nous aurons donc une diplopie homonyme.

La diplopie ne frappe le malade et ne l'amène auprès du médecin que dans les déviations oculaires produites subitement, à la suite d'une apoplexie, par exemple, ou dans le cas de paralysies rhumatismales, syphilitiques, traumatiques, etc. Lorsque le strabisme s'est développé lentement, surtout dans l'anisométropie ou quand il y a une différence notable dans l'acuité visuelle des deux yeux, le malade s'habitue vite à supprimer l'image de l'œil dévié et à ne voir que de l'autre œil, qu'il y ait déviation persistante du même côté, ou que les deux yeux regardent à tour de rôle.

Dans ces cas, on favorise la diplopie en couvrant avec un verre coloré à teinte foncée, l'œil habituellement en usage, et en faisant regarder la flamme d'une bougie placée à environ deux ou trois mètres de distance. On a encore l'avantage, par ce moyen, de pouvoir contrôler plus vite les réponses du malade, car on sait toujours à quel œil attribuer chaque image.

Dans notre cas, nous couvrirons donc l'œil droit avec un verre bleu foncé, et le malade nous dira qu'il voit deux flammes, l'une jaune, ordinaire, à gauche;

l'autre bleue à droite. S'il n'accuse pas immédiatement de diplopie, nous lui demanderons de quelle couleur il voit la flamme : bleue, répondra-t-il probablement. Alors nous couvrirons l'œil droit avec la main, pour diriger l'attention du malade sur l'image de l'œil gauche et la lui faire fixer. En couvrant ainsi chaque œil à tour de rôle, vous verrez que le malade finira par observer les doubles images.

Il y a cependant des cas où, le strabisme étant très-faible, le malade parvient à réunir les doubles images pour quelque temps et à ne voir qu'une seule flamme bleuâtre. Vous ne confondrez évidemment pas cette vision simple, mais binoculaire, avec la vision monoculaire ; car, la flamme, vue par un seul œil à travers le verre coloré, paraît plus foncée que si les deux yeux la voient ensemble. Alors, pour faire apparaître la diplopie, on n'a qu'à placer, devant l'œil sain, un prisme à base tournée en haut ou en bas; on dévie ainsi l'image verticalement, ce qui empêche sa fusion avec celle de l'autre œil, et le malade ne cherchant plus à corriger la diplopie horizontale, on peut ainsi mesurer cette dernière sans aucune difficulté.

La diplopie étant reconnue, nous devons maintenant nous préoccuper de déterminer son *degré*. Celui-ci est évidemment en relation avec la *distance qui existe entre les doubles images*. Il va sans dire que cette distance augmente avec le *degré du strabisme* : plus un œil est dévié, plus l'image correspondante s'éloigne de celle de l'autre œil.

De plus, nous trouverons une diplopie plus considérable *dans la direction du muscle paralysé*, et moindre dans le sens de la déviation ; nouveau moyen pour déterminer quel est le muscle paralysé. Dans notre cas, par exemple, la distance entre les doubles images augmentera d'autant plus que nous porterons plus à gauche l'objet de fixation ; elle diminuera, au contraire, dans la partie droite du champ du regard, et sera même nulle quand l'objet sera arrivé dans la direction de la ligne visuelle de l'œil dévié. *La diplopie peut donc servir de mesure au strabisme ;* seulement, il faut observer certaines précautions.

Landolt   4

D'abord, la diplopie varie, pour une même déviation, suivant la *distance qui existe entre l'objet fixé et les yeux du malade ;* elle augmente et diminue en même temps que cette distance. Il est facile de s'en convaincre en produisant sur soi-même, à l'aide d'un prisme, une diplopie artificielle. On a ainsi deux images d'un objet fixé, qui se rapprochent ou s'éloignent à mesure qu'on rapproche ou qu'on éloigne l'objet lui-même. Si l'on veut exprimer le degré du strabisme par la distance entre les doubles images, il faut donc en même temps indiquer la distance à laquelle on a déterminé la diplopie.

C'est ce qu'on fait dans les méthodes généralement acceptées pour mesurer la diplopie. On dit par exemple : voici un malade qui, à deux mètres de distance, a une diplopie de dix centimètres ; elle augmente à gauche, et atteint alors trente centimètres pour une distance de deux mètres et demi ; et ainsi de suite pour le regard à droite, en haut et en bas. Ce qui vous frappe tout de suite dans cette évaluation, c'est le grand nombre des chiffres employés, et la confusion qui doit en résulter. Mais son vice essentiel, c'est d'exprimer des valeurs angulaires par des grandeurs linéaires. Nous avons rejeté la strabométrie linéaire dans l'examen objectif; nous devons la rejeter pour les mêmes raisons dans la strabométrie subjective à l'aide de la diplopie.

Ici encore nous dirons donc : le regard est dévié à gauche ou à droite, *non pas de tant de mètres, mais de tant de degrés.* Ici encore nous ne nous contenterons pas d'indiquer la distance entre les doubles images, mais nous mesurerons, à l'aide de la diplopie, *l'angle du strabisme,* en nous reportant à notre définition : l'angle du strabisme est l'angle que forme la ligne du regard de l'œil dévié avec la direction qu'elle devrait avoir. Or, consultez un instant la figure 6. Nous avons placé notre lampe O à une distance de deux mètres devant l'œil dévié S; oO est donc la direction qu'il devrait avoir. Mais sa macula se trouvant en m, mX est celle qu'il a en réalité. OrX est donc l'angle du strabisme.

L'image que l'œil S reçoit de O tombe en *o ;* et comme nous l'avons vu, est projetée en O'. Pour trouver cette di-

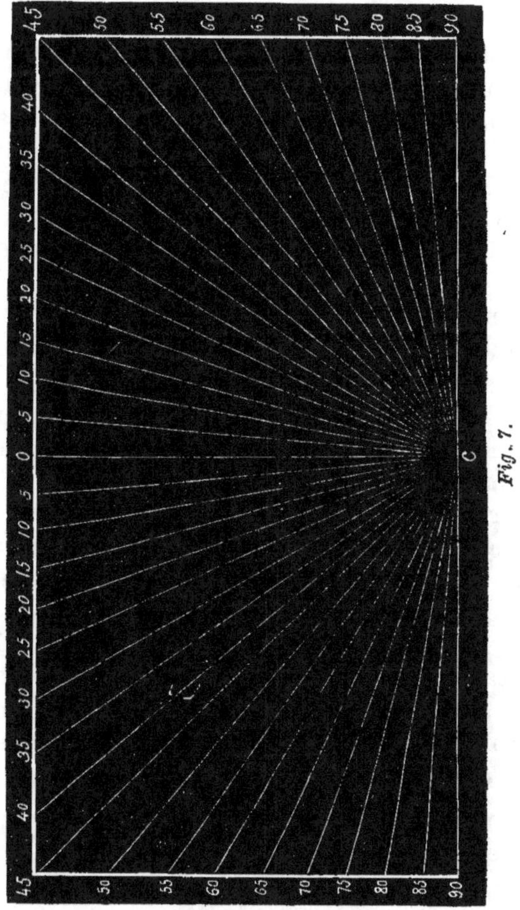

Fig. 7.

rection nous avons supposé l'œil redressé dans sa position normale ; la macula serait alors en *o*, et l'image en *o'*, ayant tourné d'un angle *oo'* égal à *mo*. L'angle O'*r*O est donc égal à l'angle O*r*X, angle du strabisme. Or, OO' est la tangente de cet angle O*r*O'; *la distance entre les* *doubles images est donc la tangente de l'angle du stra-bisme*, et par conséquent elle peut servir à mesurer cet angle. Pour cela, il s'agit tout simplement de réduire la tangente en angle.

J'ai fait cette réduction sur des rubans pour une distance (un rayon) de trois mètres. Je place un de ces rubans horizontalement sur une muraille à la hauteur des yeux du malade, et de manière à ce que le zéro (fig. 7) soit en face de l'œil dévié (c). Le malade est placé à trois mètres de cette paroi. A droite et à gauche du zéro la bande s'étend en ligne droite jusqu'à trois mètres, distance à laquelle correspond la tangente d'un angle de 45°. En ces points, on replie le ruban à angle droit et on le fixe dans cette position, soit sur une chaise, soit sur la muraille opposée.

On a ainsi donné à son ruban la forme d'un rectangle, et sur ce rectangle sont marqués, de cinq en cinq degrés, les points où les rayons partis de l'œil du malade viennent couper le ruban. En d'autres termes, les divisions du ruban représentent les tangentes des angles de cinq en cinq degrés, ayant leur sommet à la place qu'occupe l'œil malade. Rien de plus facile que de faire cette division; on n'a que huit tangentes à déterminer, celle de 45° est égale à trois mètres, longueur du rayon. Pour les angles plus grands que 45°, on n'a qu'à replier le ruban sur lui-même au 45e degré, et à marquer les divisions correspondantes aux premières, à cause de la direction perpendiculaire qu'occupera cette partie du ruban.

Pour un rayon de trois mètres les tangentes sont les suivantes :

La tangente de l'angle de 5° est à 0 ^{m} 26 du point 0°.
—   —   10°   0   53   —
—   —   15°   0   80   —
—   —   20°   1   09   —
—   —   25°   1   40   —
—   —   30°   1   73   —
—   —   35°   2   10   —
—   —   40°   2   51   —
—   —   45°   3   00   —

Celles de 45° à 90° se répètent dans l'ordre inverse à partir du 45ᵉ degré sur la partie perpendiculaire du ruban. Un second ruban est disposé perpendiculairement au premier, suivant la verticale passant par le 0°. La division doit être faite en haut et en bas de la même manière que précédemment. L'œil malade se trouve ainsi au centre d'une sphère divisée, et en promenant la flamme de la bougie le long des rubans, nous pouvons toujours indiquer *en degrés* la direction sous laquelle elle apparaît à l'œil. La distance entre les doubles images, indiquée par le malade sur le ruban, donne ainsi directement l'angle du strabisme (1).

Supposons, par exemple, que dans notre cas nous ayons placé la flamme au point 0° L'œil droit, couvert d'un verre bleu, voit une flamme bleue en 0°, tandis que l'œil gauche, dévié en dedans, voit une flamme ordinaire en un point de ruban où nous lisons 5°. L'angle du strabisme est 5°. Portons maintenant la flamme à gauche jusqu'à 20° ; l'image bleue correspond à 20°, l'image de l'œil dévié correspond par exemple à 35°. Nous disons que, sous un angle de 20° à gauche, l'angle du strabisme est devenu 15°. Ainsi de suite pour le regard à droite, en haut et en bas.

Naturellememt, la longueur des divisions augmente de 0° à 45°, de sorte que si dans le regard direct et dans le regard à 45° nous avons la même distance entre les doubles images, cela ne veut pas dire que l'angle du strabisme soit le même dans les deux cas, il sera plus petit dans la seconde position, et la différence augmente encore bien davantage pour des angles dépassant 45°. De même, si l'écart entre les doubles images augmente dans les directions latérales du regard, cela n'est pas toujours un signe de l'augmentation du strabisme dans ce sens. Au contraire si l'angle du strabisme reste le même pour tous les mouvements des yeux, la diplopie doit nécessairement augmenter dans toutes les directions du champ du regard. Dans ce cas, on a vraiment affaire à un strabisme conco-

---

(1) Landolt. — *De la Strabométrie. Ann. d'oculistique*, juillet 1875.

mitant, et l'augmentation de la distance entre les doubles images correspond seulement à l'augmentation des tangentes du même angle.

Vous voyez donc quelles erreurs on commet en prenant pour mesure du strabisme directement la distance linéaire entre les deux images.

Remarquez enfin que notre méthode de mensuration de l'angle du strabisme n'est en rien plus compliquée que la mensuration linéaire. Dans cette dernière on a besoin aussi d'un ruban divisé. Or, la division tangentielle est aussi vite faite que la division linéaire, puisque vous avez vos longueurs toutes calculées dans le tableau que je vous ai donné plus haut. Le dernier avantage de cette méthode, c'est de donner des résultats comparables à ceux que fournit la mensuration objective, et de permettre de contrôler les uns par les autres.

Prismes.

Arrivons maintenant à un moyen précieux de corriger et de mesurer en même temps le strabisme : je veux parler de l'usage des *prismes*. En regardant à travers un verre prismatique, vous avez pu remarquer que celui-ci produit un effet analogue à celui de la déviation de l'œil, c'est-à-dire qu'il déplace les objets observés. Il s'ensuit que, employé en sens inverse, le prisme peut neutraliser la diplopie produite par la déviation d'un œil.

Voici comment s'explique l'action d'un verre prismatique.

Un rayon lumineux provenant du point *a* (*Fig. 58*) et tombant en *b* sur un prisme sous un angle d'incidence *abd*, est dévié vers la normale élevée en *b*, et traverse le prisme dans la direction *bc*. Il sort du prisme en s'éloignant de la normale au point *c* et poursuit son chemin vers l'œil *o*, suivant une direction *co* bien différente de la première *ab*

Pour voir le point a, l'œil doit donc se diriger vers c, et a paraîtra en a'. Donc, quand on regarde à travers un prisme, les rayons lumineux étant déviés vers sa base, les objets paraissent déplacés vers son sommet S.

Ce déplacement augmente évidemment avec l'indice de réfraction de la substance du prisme et *avec son angle principal* (p). Quand l'angle d'incidence et l'angle d'émergence sont égaux, le trajet du rayon lumineux dans l'intérieur du prisme est perpendiculaire à la bissectrice de son angle ; l'angle de déviation (d) est alors, pour des

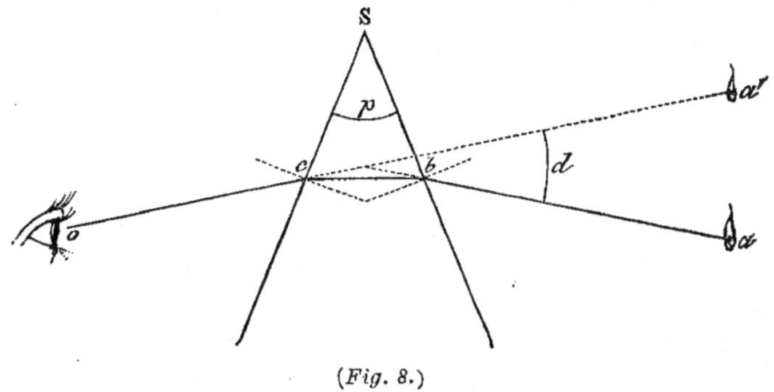

(*Fig. 8.*)

prismes faibles, égal à la moitié de ce dernier. Les numéros inscrits sur les prismes de nos boîtes d'essai, indiquent l'angle principal de ces prismes. Le prisme n° 4 produit donc une déviation minimum de 2°, et ainsi de suite.

Pour nous rendre compte de l'application des prismes à la pratique, reportons-nous à l'exemple choisi plus haut, dans lequel nous avons supposé un strabisme convergent de l'œil gauche. Le malade a une diplopie homonyme, et l'objet fixé paraît, pour l'œil gauche, déplacé en dehors. Un prisme à sommet dirigé en dedans a l'effet opposé, et déplace vers le nez l'objet de fixation.

Un tel prisme, convenablement choisi, doit donc ramener à sa place normale l'image que l'œil gauche reçoit de l'objet, c'est-à-dire corriger la diplopie. En effet, ici par exemple, la macula se trouve déplacée en dehors, l'image de l'objet tombe en dedans d'elle. Quel effet aura un prisme à base dirigée en dehors ? De dévier dans ce sens les rayons venant de l'objet, et de les faire tomber sur la tache jaune. Par ce moyen, les images de l'objet fixé se formant simultanément sur la macula de chaque œil, la vision simple et binoculaire est rétablie.

De là cette règle générale : Le sommet du prisme correcteur doit être dirigé dans le sens de la déviation de l'œil : déviation en haut, sommet en haut ; strabisme divergent, sommet en dehors, etc.

Les déviations intermédiaires ou obliques pourraient être corrigées par un prisme tourné obliquement ; mais on préfère, pour la détermination du strabisme, les diviser en deux composantes, l'une verticale, l'autre horizontale, et employer deux prismes à sommets dirigés dans des sens correspondants. On n'a pas besoin alors de déterminer directement l'inclinaison du prisme. On conçoit bien qu'il soit possible de corriger également la diplopie en tenant un prisme devant l'œil sain, et en dirigeant le sommet dans un sens opposé. Mais on préfère corriger directement l'œil dévié ou répartir la correction sur les deux yeux également.

Plus la déviation de l'œil malade, et par suite la diplopie, sont considérables, plus l'action du prisme doit être intense. L'angle de déviation du prisme doit donc augmenter avec l'angle du strabisme, et théoriquement ils devraient se mesurer l'un par l'autre, de manière, par exemple, à ce qu'une diplopie corrigée par un prisme n° 8 (ayant un angle de déviation de 4°) correspondît à un strabisme de 4°.

Cette méthode de la mensuration du strabisme est en effet la plus répandue. Mais, dans la plupart des cas, la valeur de l'angle du strabisme, déterminée objectivement, est plus considérable que l'angle de déviation du prisme correcteur.

Voici comment ce fait peut être expliqué :

Lorsque, à l'aide d'une certaine correction, les doubles

images se sont rapprochées à une faible distance l'une de l'autre, la tendance à la vision simple se réveillant, pour ainsi dire, dans l'œil malade, celui-ci fait (avec un muscle affaibli), un dernier effort pour corriger le reste de la diplopie, effort que le sentiment instinctif de son impuissance l'empêchait de tenter lorsque la diplopie était trop considérable. Ainsi, l'angle de déviation du prisme est presque toujours moins grand que l'angle du strabisme, mais il s'en rapproche d'autant plus que le muscle malade est plus complétement paralysé. Le prisme n'est donc pas un moyen absolument exact de mesurer le strabisme.

Nos boîtes d'essai contiennent généralement 10 prismes, les nos 2, 3, 4, 5, 6, 7, 8, 9, 10 et 15. Pour les cas très-fréquents où le n° 15 ne suffit pas, on ajoute simplement plusieurs prismes les uns aux autres, en leur donnant la même direction.

Pour produire, à l'aide d'un seul instrument, une série d'actions prismatiques différentes, on a superposé deux prismes, de 15° chacun, par exemple. Quand leurs sommets sont dirigés en sens opposés, les prismes se neutralisent ; quand ils ont la même direction, ils s'ajoutent l'un à l'autre et représentent un seul prisme de 30°. En les faisant tourner l'un sur l'autre depuis la première position jusqu'à la seconde, on arrive à reproduire l'action de tous les prismes dont les angles sont compris entre 0° et 30°. On obtient le même effet en les faisant tourner tous les deux en sens inverse. Ce principe a été mis en pratique autrefois par Volkmann, et dans ces derniers temps par M. Crétès.

Un tel instrument est très-facile à manier. Les prismes, de forme arrondie, se meuvent à l'aide de deux ressorts qui se terminent dans la monture et qui sont commandés par un bouton mobile pressé par le doigt. Une graduation inscrite sur la monture, indique l'action résultante des deux prismes.

Terminons brièvement cette étude par quelques mots sur la fréquence relative de la paralysie des différents muscles de l'œil et les lois générales présidant aux déviations qui en résultent. Les muscles de l'œil qui sont le plus souvent paralysés isolément, sont le *droit externe* et l'*oblique supérieur*, innervés chacun par un nerf spécial.

Quant aux autres muscles, droit interne, droit supérieur, droit inférieur, oblique inférieur, innervés à la fois par le nerf *moteur oculaire commun*, ils sont généralement atteints ensemble et s'accompagnent de la paralysie d'autres muscles sous la dépendance du même nerf : releveur de la paupière supérieure, muscle circulaire de l'iris, muscle de l'accommodation ; tout cela constitue un syndrôme très-caractéristique. Disons cependant que les paralysies isolées d'un des muscles innervés par la troisième paire ne sont pas absolument rares.

M. Græfe, dont l'autorité est incontestable pour tout ce qui touche aux troubles de motilité des yeux, a relevé, sur 40.000 observations d'affections oculaires, 183 cas de paralysie des muscles, et, sur ce nombre :

105 paralysies isolées		du muscle droit externe,
52	—	— de l'oblique supérieur,
10	—	du droit inférieur,
9	—	du droit supérieur,
5	—	du droit interne,
2	—	de l'oblique inférieur.

Je n'ai pas l'intention d'entrer dans le détail des symptômes spéciaux offerts par la paralysie de ces différents muscles. Je vous renvoie simplement au tableau synoptique que j'ai publié dernièrement à ce sujet (1). Cependant, comme tous ces symptômes, si variés qu'ils soient, sont sous la dépendance d'un petit nombre de lois générales qui découlent de ce que nous avons vu dans cette leçon, permettez-moi de conclure en vous exposant ces lois :

A. Dans la paralysie incomplète, la déviation que subit l'œil sain pendant que l'œil malade fixe, est plus considé-

---

(1) *Tableau synoptique des mouvements des yeux et de leurs anomalies,* par le Dr E. Landolt. Paris, 1876.

rable que la déviation de l'œil malade pendant la fixation de l'œil sain.

B. Le défaut de motilité et la diplopie augmentent dans le sens de l'action du muscle paralysé. C'est pourquoi, en portant l'objet de fixation dans la direction du muscle paralysé, l'image de l'œil dévié paraît fuir devant celle de l'œil sain, et réciproquement.

C. L'image que reçoit l'œil dévié est toujours projetée dans le sens du muscle paralysé. De là résultent les conséquences suivantes :

1° L'image de l'œil malade se trouve toujours du côté opposé à la déviation de la cornée, ou inclinée dans la direction opposée à l'inclinaison pathologique du méridien vertical ;

2° En fixant avec l'œil dévié . seul , le malade se trompe sur la position des objets. Lorsque le malade couvre son œil sain et veut toucher rapidement un objet placé à sa portée, il manque constamment son but, et son doigt porte à faux, dans le sens du muscle paralysé. Dans la paralysie du muscle droit externe, par exemple, le malade touche toujours en dehors de l'objet ; et ce phénomène s'accuse d'une manière très-curieuse lorsque le malade marche, l'œil sain étant couvert. En l'engageant à gagner vite un point situé devant lui, on le verra se diriger d'abord considérablement du côté de la paralysie et se tourner ensuite rapidement vers l'objet. Ce phénomène s'explique par le surcroît d'impulsion nerveuse nécessaire au muscle parétique pour amener l'œil à fixer un objet convenablement. De là il résulte que le malade juge la distance parcourue par l'œil bien supérieure à ce qu'elle est en réalité, et croit voir l'objet en dehors de sa vraie position. C'est en partie à cette cause qu'il faut attribuer le vertige et la difficulté qu'éprouvent certains malades pendant la marche, surtout quand ils ont à descendre. Bien entendu ces phénomènes sont aussi dus en partie à la diplopie.

CINQUIÈME LEÇON.

Asthénopie musculaire.

Messieurs,

Je ne puis quitter l'étude du mouvement des yeux sans vous parler de certains troubles visuels qui, au premier abord, pourraient paraître indépendants de tout fonctionnement musculaire et qui s'y rattachent cependant d'une manière très-nette.

Un malade se plaint, par exemple, de ce que sa vue se fatigue très-vite : le soir surtout, il ne peut plus lire ni écrire d'une façon continue, parce qu'au bout de quelque temps les lettres dansent devant ses yeux. Cherche-t-il à résister à cette fatigue, il n'y réussit que pour quelques moments, et ne manque pas d'éprouver ensuite des douleurs dans les yeux et dans la tête. C'est là, en un mot, l'état que l'on désigne sous le nom d'*asthénopie*.

Votre première pensée est que le malade est hypermétrope ou presbyte ; tels sont en effet les troubles qu'accusent ces derniers : difficulté de voir de près ; impossibilité de continuer longtemps le travail. La raison de ces phénomènes est alors, comme nous le savons, un défaut d'accommodation.

Mais vous examinez votre malade, et vous constatez, au contraire, l'existence d'une myopie bien caractérisée et souvent assez considérable.

Cela suffit pour exclure toute idée de presbyopie, car le

sujet, même sans accommodation, devrait voir facilement de près. Dans ce cas, insistez sur les faits que le malade vous a exposés, et demandez une description plus précise des troubles visuels dont il se plaint. Faites-lui dire surtout s'il ne lui arrive pas quelquefois de voir doubles les objets qu'il regarde. La réponse est-elle affirmative, comme c'est l'ordinaire en pareil cas, voilà votre attention attirée sur le système musculaire de l'œil.

Il ne vous paraît cependant exister aucune trace de strabisme. Malgré cela, faites fixer un objet par un seul œil, et vous verrez que l'œil couvert se dévie légèrement en dehors : dès qu'on le découvre, il fait un mouvement en dedans pour se diriger sur l'objet. Le même fait se produit pour les deux yeux. Vous avez affaire dans ce cas à une affection très-fréquente, à l'asthénopie produite par *insuffisance des muscles droits internes*.

La fréquence de cette affection n'a rien qui puisse surprendre. Il y a, en effet, peu de muscles dans l'économie qui soient aussi constamment en action que les *droits internes*.

Tout objet non situé à l'infini exige, pour être fixé, la convergence des deux yeux, c'est-à-dire une contraction plus ou moins forte des muscles en question. Et plus l'objet est rapproché, plus est grand le travail nécessaire. Cela vous rend compte de ce fait, que la fatigue, la faiblesse de ces deux muscles, se manifestent surtout dans le travail de près ; et de cet autre, qu'elles se montrent surtout chez les myopes : c'est en effet chez ces derniers que la convergence a le plus à s'exercer, les myopes étant obligés d'approcher d'eux tous les objets qu'ils veulent voir nettement, à l'inverse des hypermétropes, qui fatiguent généralement moins leurs muscles droits internes.

Pour la même raison, cette asthénopie se produit surtout le soir, parce que les malades ont déjà exercé leur convergence pendant toute la journée.

Mais il ne suffit pas d'avoir constaté la déviation des yeux sous la main ou le verre dépoli : il faut l'étudier de plus près et déterminer le degré qu'elle a atteint. Pour cela, nous ne pouvons employer la mensuration objective, parce que la déviation spontanée manque généralement et ne se manifeste qu'à la longue et par la suite de la fatigue.

Vous aurez donc recours à la *diplopie*. Mais encore celle-ci ne se produit-elle pas spontanément, surtout dans la vision au loin. Pour la provoquer vous placerez devant un des yeux du malade un verre prismatique d'environ 15°, tenu verticalement.

Nous avons déjà vu, à l'occasion du strabisme d'un faible degré, que la superposition des images, produite par le prisme, rend leur fusion impossible. Aussi le malade abandonne-t-il ses yeux au jeu naturel de leurs muscles, et alors se manifeste, dans le cas actuel, une diplopie croisée. Pour la constater, vous présenterez au malade une feuille de papier sur laquelle sera marqué un point noir traversé par une ligne verticale. Vous la lui ferez tenir à la distance à laquelle il lit habituellenent.

Le malade regardant à travers son prisme verra naturellement deux points, mais non pas sur la même ligne verticale; l'œil gauche verra l'un d'eux à droite et l'œil droit verra l'autre à gauche.

La diplopie croisée correspond, nous l'avons vu, à la divergence des yeux. Nous chercherons donc le prisme qui, tenu horizontalement et le sommet dirigé en dehors, ramène les deux images sur une seule ligne verticale. C'est uniquement pour faciliter le jugement du malade sur la position des deux images que nous avons tracé la ligne verticale à travers le point. Le malade n'a plus alors qu'à indiquer le moment où les lignes doublées se superposent et n'en forment plus qu'une seule. On détermine le degré de l'insuffisance par le numéro du prisme horizontal qui la corrige.

Pour corriger l'insuffisance des droits internes, on aura rarement besoin de faire la ténotomie de l'un d'eux. Il suffit le plus souvent d'employer un prisme dont on partage l'action entre les deux yeux. Si nous avons trouvé, par exemple, que l'insuffisance est annulée par un prisme nº 6 tenu devant un seul œil, nous mettrons devant chaque œil un verre prismatique nº 3 à sommet dirigé en dehors. On peut aussi donner aux deux faces du prisme une courbure concave ou convexe de manière à combiner avec l'action prismatique celle des verres sphériques.

Dans les cas peu prononcés, il suffira même d'*écarter*

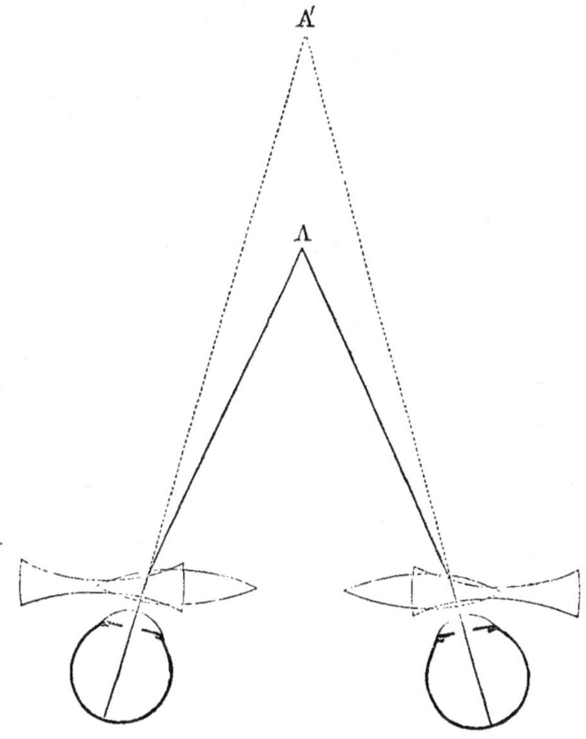

Fig. 9.

Les moitiés internes des verres concaves et les moitiés externes des verres convexes agissant comme des prismes à sommet en dehors, un objet situé en A paraîtra plus éloigné, en A', et exigera un moindre effort de convergence.

les verres *concaves* des lunettes du myope. Il verra alors surtout à travers la partie interne des verres, qui agira comme un prisme à base tournée vers le nez.

Si l'insufflsance des droits internes se trouve chez des *hypermétropes* ou des *presbytes* qui portent des lunettes convexes, on devra, au contraire, pour produire le même effet, *rapprocher* les verres l'un de l'autre ; les parties externes des verres convexes agiront en effet comme des prismes à sommet en dehors. Le simple examen de la figure 9 fait comprendre ce mécanisme.

Lorsque l'insuffisance des droits internes est plus forte que 15° et que le sujet a dépassé l'âge de l'enfance, on peut remédier à ce défaut par une ténotomie délicate de l'un des droits externes ou même des deux. Mais on devra toujours prendre garde à ne pas donner trop d'effet à l'opération, on laissera même plutôt persister un léger degré de divergence que d'exposer le malade au danger possible d'un strabisme convergent.

On rencontre quelquefois l'*insuffisance des muscles droits externes*.

Elle se trouve presque toujours chez des *hypermétropes*. Elle est plus rare que celle des droits internes, et nous nous y arrêterons d'autant moins qu'elle offre, *en sens inverse*, les mêmes symptômes que la première. La diplopie est homonyme, et pour la corriger on *écartera les verres convexes*, qui remplaceront alors des prismes à sommet interne ; si l'on préfère, on donnera directement des verres prismatiques orientés dans le même sens.

Tonométrie.

On appelle *tension intra-oculaire* la résistance que le globe de l'œil oppose à la pression. C'est là un élément qui prend quelquefois une importance majeure pour le diagnostic et pour la direction du traitement. Je n'en veux pour exemple que le glaucôme. Vous savez quelle est l'extrême gravité de cette affection, qui, exigeant une intervention chirurgicale rapide, est très-souvent méconnue surtout à son début. Or, le glaucôme est caractérisé par l'élévation de la tension de l'œil, et, si le médecin négligeait cette exploration, il ne reconnaîtrait pas la maladie à sa première période et ne serait pas en mesure de la combattre efficacement.

Voici un cas qui m'est arrivé dernièrement et qui vous édifiera à ce sujet :

Une pauvre malade m'arrive de province, complétement aveugle; elle vient, dit-elle, pour se faire opérer de la cataracte; en effet, le cristallin est un peu trouble dans les deux yeux, ce qui frappe d'autant plus que les pupilles sont légèrement dilatées. Mais, à l'examen ophthalmoscopique, qui est possible malgré l'opacité du cristallin, je constate une excavation de la papille, et une atrophie totale des deux nerfs optiques; le globe oculaire, des deux côtés, est dur comme une pierre ; il n'y a pas trace de perception lumineuse. Je suis en présence de deux glaucômes absolus, et je dois renvoyer la malheureuse femme sans lui laisser aucun espoir de recouvrer la vue.

Comment en est-elle arrivée là ? La maladie s'est développée lentement, d'abord sur un seul œil, plus tard sur l'autre ; quand cette femme a souffert, elle est allée con-

sulter son médecin, et celui-ci lui a dit à plusieurs reprises qu'elle avait la cataracte, mais qu'elle ne pouvait être
opérée que quand cette cataracte serait mûre, c'est-à-dire
quand la malade n'y verrait plus du tout. Ce moment arriva,
en effet, mais d'une manière définitive. Si le médecin avait
su examiner la tension de l'œil, il aurait reconnu immédiatement de quoi il s'agissait, et aurait pu sauver les yeux
de sa cliente.

Cette histoire n'est malheureusement pas isolée ; et
chaque ophthalmologiste pourrait vous en citer d'analogues.
Il importe donc que vous ayez l'attention éveillée sur un
symptôme d'une si haute importance, et que vous sachiez
apprécier la tension intra-oculaire. Pour cela, on procède
à peu près de la même manière que pour produire la fluc-
tuation. On applique légèrement sur l'œil, recouvert par
la paupière supérieure, la pointe des doigts indicateurs,
avec chacun desquels on exerce tour à tour sur lui une
pression très-délicate ; pendant ce temps, les autres doigts
sont appuyés sur le haut de l'orbite. Cette palpation doit
s'effectuer uniquement avec les muscles des doigts et nullement par une pression de la main entière.

On fait bien, pendant cet examen, de faire regarder le
malade en bas, pour appuyer uniquement sur la sclérotique ; si l'œil est dirigé en haut, on presse sur la cornée,
ce qui fait paraître la tension plus élevée. Pour la même
raison on doit appliquer les doigts au-dessus des cartilages
tarses, dont l'épaisseur et la résistance pourraient fausser
l'appréciation de la tension de l'œil.

Coccius a même proposé d'appliquer les doigts explora-
teurs directement sur le globe oculaire, ce procédé étant,
dit-il, bien supporté quand on a la précaution de mouiller
ses doigts avec de l'eau tiède. Cette manière de faire est
évidemment plus exacte que la précédente, à cause des
variations de volume et de consistance que subit la paupière suivant les sujets. Pourtant, lorsqu'on a l'habitude
de pratiquer la palpation par dessus la paupière, on arrive
à une exactitude bien suffisante pour la pratique ; on peut

réserver alors la palpation directe pour les cas douteux ou pour ceux dans lesquels la paupière est déformée.

On peut prendre comme terme de comparaison l'œil du côté opposé, quand il est sain ; mais il vaut mieux encore choisir son propre œil. C'est une comparaison qu'on ne doit jamais négliger.

Bowman, à Londres, a cherché combien de degrés distincts il pouvait reconnaître, à l'aide de son toucher, dans la tension intra-oculaire. En comparant ses résultats avec ceux de ses confrères, il arriva à conclure qu'on pouvait distinguer trois degrés différents soit d'augmentation, soit de diminution de cette tension. Désignant alors par T la tension normale, il appela $T+1$, $T+2$, $T+3$, les divers accroissements, $T-1$, $T-2$, $T-3$ les différentes diminutions appréciables de la tension de l'œil.

Pour mesurer d'une manière rigoureuse la pression intra-oculaire, on a construit divers instruments appelés *tonomètres*. Ils sont dûs pour la plupart à l'Ecole d'Utrecht, qui s'est surtout occupée de cette question. Ces instruments ont pour principe, soit de mesurer la force nécessaire pour produire une dépression d'une profondeur donnée dans le globe oculaire, soit de déterminer la profondeur de la dépression produite sur le globe en employant une force donnée. Mais tous négligent plus ou moins la *forme* de la dépression, qui varie évidemment beaucoup suivant le degré de la tension de l'œil, mais aussi suivant la résistance de la sclérotique. En somme, les instruments en question n'ont pas trouvé une application pratique aussi étendue qu'on pouvait l'espérer. Je me dispense donc de vous les décrire, et je me bornerai à vous indiquer le principe d'un tonomètre de Snellen, qui, réunissant les avantages de tous ces instruments, remplit les conditions nécessaires pour une mensuration exacte.

Le tonomètre de Snellen se compose de trois tiges métalliques placées côte à côte dans un tube, deux latérales parfaitement mobiles, une troisième centrale en rapport avec un ressort dont on règle la force à volonté. Les deux pre-

mières forment un vernier avec la tige centrale, pour indiquer exactement de combien celle-ci dépasse les autres.

Avant d'employer l'instrument, on donne au ressort la
force voulue, puis on applique sur le globe, vers son centre, l'extrémité libre des trois tiges. On exerce alors une
pression, et, au moment où celle-ci atteint la force voulue,
un échappement arrête le ressort et fixe les tiges dans leur
position relative (1). On a ainsi en même temps que la force
de la pression, la profondeur et la forme de la dépression
faite sur le globe. La forme de cette dépression peut être
déterminée d'une façon encore plus rigoureuse en donnant
successivement aux tiges divers degrés d'écartement.

Dans une réunion de médecins à Utrecht, j'ai moi-même
proposé de construire un tonomètre d'après le principe
suivant :

Prendre une boule compressible, de la grosseur de l'œil
et communiquant avec un petit récipient que l'on remplit
d'eau ainsi que la boule. Appliquer cette boule contre l'œil
de manière à ce que celui-ci la déprime d'une certaine
quantité, puis augmenter, à l'aide d'un moyen quelconque, poids ou ressort, la pression de la boule jusqu'à
ce que celle-ci ait recouvré sa forme première ; sa tension
serait alors égale à celle de l'œil. Ce moment serait indiqué
par le retour de l'eau contenue dans la boule au niveau de
celle du récipient. La force qu'on aurait fait agir sur la
boule pour lui rendre sa forme représenterait ainsi la tension intra-oculaire.

Je n'ai pas poursuivi la réalisation de cette idée, mais
je vous la livre et je pense qu'on arriverait en partant de ce
principe à créer un bon tonomètre.

En pratique, il est vrai, il suffit presque toujours de doigts
exercés, pour apprécier la tension intra-oculaire ; mais qui
sait, si avec des moyens de mensuration perfectionnés, on
n'obtiendrait pas sur ce point de nouvelles indications précieuses pour le diagnostic et la thérapeutique ? En tout cas

---

(1) Weber.

la physiologie réclame un tonomètre précis qui puisse remplacer, sans exiger de lésion oculaire, le manomètre que l'expérimentateur est obligé de faire communiquer avec la chambre antérieure pour déterminer la pression intérieure de l'œil.

Parmi les maladies dans lesquelles on observe surtout une augmentation de la tension intra-oculaire, mentionnons en premier lieu le glaucôme, dont ce phénomène forme, comme nous l'avons dit précédemment, le principal symptôme. C'èst cet excès de pression qui produit le trouble de la cornée, la dilatation de la pupille, la pulsation des veines et souvent des artères rétiniennes, mais avant tout, l'excavation de la papille et la compression des fibres nerveuses, d'où le rétrécissement progressif du champ visuel et enfin l'amaurose de l'œil. Vous savez qu'une iridectomie large et périphérique arrête presque à coup sûr la marche de la maladie.

La tension intra-oculaire peut encore être augmentée par des tumeurs soit développées dans l'intérieur de l'œil, soit le comprimant extérieurement. On observe, par contre, un abaissement de la tension quand les membranes de l'œil sont amincies ou percées en quelque endroit, et qu'il y a phthisie du globe oculaire ou changement des conditions de filtration.

Le décollement de la rétine est presque toujours accompagné d'une diminution de la tension intra-oculaire. Le même fait se produit à peu près constamment dans la paralysie du rameau ophthalmique de la 5° paire. On le rencontre encore dans les cas de cyclite, où il devient un symptôme alarmant ; il indique alors soit l'approche d'une exacerbation de la maladie, soit l'imminence de l'inflammation sympathique de l'autre œil. Voici pourquoi : pendant que la pression intra-oculaire est augmentée, les nerfs ciliaires sont plus ou moins comprimés à leur entrée dans la sclérotique, et une propagation de la maladie par ces nerfs est moins possible ; quant, au contraire, la tension diminue, les nerfs ciliaires recouvrent leur conductibilité, et avec elle revient le danger de l'inflammation sympathique.

SIXIEME LEÇON.

De la réfraction.

Messieurs,

On peut diviser en trois groupes les différentes parties dont se compose l'appareil de la vision :

Le *premier groupe* contient les *parties extérieures*, servant à protéger l'œil ou à le mouvoir : paupières, orbite, muscles extrinsèques, etc.

Dans le *second groupe*, on peut ranger les parties conductrices de la lumière, en d'autres termes l'*appareil dioptrique* de l'œil, servant à mettre en rapport le nerf optique avec le monde extérieur.

Le *troisième* enfin comprend l'*appareil nerveux*, qui conduit à l'organe central les impressions lumineuses transmises par les milieux du second groupe.

Nous nous sommes occupés jusqu'à présent des parties qui peuvent rentrer dans notre premier groupe, et nous les avons étudiées au seul point de vue qui doive nous guider dans ces conférences, au point de vue de l'exploration médicale.

Nous allons maintenant aborder l'étude du second groupe, plus important encore que le premier. Il est constitué, vous ai-je dit, par l'*appareil dioptrique* de l'œil, et c'est lui qui donne à cet organe ses propriétés de *réfraction* et *d'accommodation*.

Je ne vous apprendrai pas que cet appareil dioptrique se

compose de la cornée, de l'humeur aqueuse, du cristallin et du corps vitré. La connaissance de ces milieux est aujourd'hui fort avancée, mais elle ne remonte pas à longtemps, puisque ce fut seulement en 1611 que KEPLER prouva scientifiquement, pour la première fois, que les milieux dioptriques devaient produire des images réelles et renversées au fond de l'œil.

D'ailleurs, ce n'est que vers la fin du siècle dernier et au commencement de celui-ci, que TH. YOUNG et VOLKMANN ont posé les bases de la théorie de la réfraction et de l'accommodation de l'œil. Mais c'est surtout HELMHOLTZ qui, à l'aide de son ophthalmomètre, a déterminé avec une exactitude mathématique les dimensions, les rayons de courbure et l'indice de réfraction des milieux dioptriques de cet organe. C'est lui et LISTING qui en ont déduit les constantes optiques, les points cardinaux, etc.

DONDERS, notre illustre maître, a eu le mérite de développer dans un sens pratique, les travaux de ces savants physiciens, en étendant nos notions sur l'accommodation, et en établissant la théorie des anomalies de la réfraction et les principes de leur traitement.

Vous voyez par là que la dioptrique physiologique est de date toute récente.

Peut-être est-ce en partie à cette circonstance, que le chapitre de l'accommodation et de la réfraction de l'œil doit d'être généralement regardé comme le plus difficile, le plus obscur, et surtout le plus théorique de l'ophthalmologie. Pour ce dernier reproche, il ne le mérite point, et une fois au courant de ces questions, vous serez étonnés de voir combien il en découle d'avantages essentiellement pratiques : à combien de malades inutilement traités par cent collyres différents ou estropiés par des opérations inopportunes, ne nous arrivera-t-il pas de pouvoir rendre la vue et le travail par des lunettes justement déterminées et administrées à propos !

Quant au reproche d'aridité, il s'explique bien moins encore par le défaut de connaissances mathématiques et physiques des élèves, que par le manque d'une exposition claire et précise du sujet. Je vous assure qu'il n'est pas besoin d'être mathématicien pour comprendre parfaitement les problèmes les plus difficiles de cette partie de l'optique, et que les connaissances les plus élémentaires d'algèbre et de physique suffisent pour saisir les principes de la réfraction et de l'accommodation de l'œil et soigner rationnellement leurs anomalies. Nous tâcherons, du reste, d'exposer la question le plus simplement possible et de ne pas dépasser ce qui est strictement nécessaire pour la pratique.

La seule chose qui soit de nature à compliquer un peu notre tâche, c'est que nous nous trouvons, à l'heure actuelle, dans une période de transformation des mesures qui servent à l'étude de la réfraction, et cette transformation ne peut manquer de retentir plus ou moins fortement sur notre manière de concevoir le sujet. Vous devinez que je fais allusion à *l'introduction du système métrique dans l'optique*.

Je ne veux pas vous exposer la réfraction et l'accommodation d'après l'ancien système, destiné à tomber bientôt dans l'oubli tout aussi bien que les expressions de pouces, de pieds, de lignes, sur lesquelles il se fonde. Mais je ne puis non plus me dispenser de tenir compte des vieilles mesures et de vous signaler les différences qui existent entre les deux manières de voir ; j'y suis d'autant plus obligé que toute notre éducation optique est encore basée sur l'ancien système, et que celui-ci diffère du nouveau à beaucoup de points de vue.

Prenez une lentille convexe, du n° 5 (ancien), par exemple, et servez-vous-en pour produire l'image du soleil sur un écran. Vous savez qu'on appelle *foyer principal* de la lentille, ou simplement *foyer*, l'endroit où se forme cette image, et *distance focale*, la distance qui sépare cette image de la lentille.

En mesurant cette distance et en l'exprimant en pouces, vous trouverez, dans notre exemple qu'elle est égale à

5 pouces. En effet, les numéros que portent les verres de lunettes en usage jusqu'à ce jour, indiquent en pouces la distance focale de ces verres. Le numéro 20 a 20 pouces de distance focale, le n° 15 a 15″, et ainsi de suite, et pour les lentilles convexes d'une certaine force, la méthode la plus simple pour déterminer le numéro, est de mesurer la distance focale de la manière indiquée.

Une lentille est d'autant plus forte qu'elle dévie plus fortement les rayons lumineux, qu'elle les fait converger plus près d'elle (en cas de convexité), en d'autres termes, que sa distance focale est plus petite. Il en résulte que, plus le numéro d'une lentille est élevé, plus la lentille est faible, et inversement, les plus petits numéros correspondent aux plus fortes lentilles.

En effet, *la force réfringente d'une lentille est l'inverse de sa distance focale*, et trouve par conséquent son expression dans une *fraction* dont le numérateur est 1, et le dénominateur, la distance focale. Ainsi l'ancien n° 5, qui a une distance focale de 5 pouces, a une force réfringente de 1/5, le n° 10 de 1/10, etc.

Par conséquent, si au n° 5, vous voulez ajouter un n° 10, vous n'obtenez pas un n° 15, mais comme $\frac{1}{5} + \frac{1}{10} = \frac{1}{3,75}$, vous avez une lentille de 3 pouces 3/4 de distance focale, et qui devrait porter le n° 3 3/4.

De même si, au n° 5 convexe vous ajoutez un n° 15 concave (lentille négative $\frac{1}{15}$), vous avez pour résultat de cette combinaison : $\frac{1}{5} - \frac{1}{15} = + \frac{2}{15}$ soit $\frac{1}{7.5}$, c'est-à-dire une lentille positive (convexe) de 7,5 pouces de foyer, et portant le numéro 7,5. Vous voyez que pour les moindres combinaisons de lentilles on a ainsi toujours besoin de calculer sur des fractions. C'est là un grand inconvénient de l'ancien système de numérotage des verres de lunettes. Si on avait choisi comme base de numérotage de ces verres, non la distance focale, mais la force réfringente, on n'aurait plus qu'à ajouter ou à soustraire des nombres entiers.

Mais ce n'est pas là le seul inconvénient de ce système. En effet, le pouce n'est pas une mesure uniforme, correspondant à une grandeur universellement adoptée ; c'est une mesure arbitrairement choisie, différente pour chaque pays ; il y a le pouce de Paris, le pouce anglais, le pouce autrichien, le pouce prussien et maints autres, qui tous diffèrent entre eux, de sorte que les mêmes numéros des verres ne se correspondent pas dans ces différents pays.

C'est pour remédier à ces inconvénients et à quelques autres d'un ordre plus secondaire, qu'une commission, composée de MM. Donders, O. Becker, Giraud-Teulon, Javal, Leber, Nagel, Quaglino, Soelberg-Wells, avait été nommée, lors du congrès ophthalmologique de Paris, en 1867, et qu'au dernier congrès des ophthalmologistes de Heidelberg, ainsi qu'au congrès médical international de Bruxelles en 1875, on a adopté le nouveau système de numérotage des verres de lunettes, dont voici les principes :

1° Substitution du mètre au pied ;

2° Numérotage des verres de lunettes suivant leur *force réfringente*, et non selon leur distance focale ;

3° Choix d'une unité assez faible pour que les numéros des lunettes généralement en usage, soient des *nombres entiers* et non des fractions ;

4° Intervalles équidistants, autant que possible, entre les différents numéros.

On a ainsi pris comme base et unité de toute mesure de réfraction une lentille qui a 1 mètre de distance focale. On l'appelle *dioptrie,* et on lui donne le signe D (1). Sa force réfringente est représentée par la fraction $\frac{1}{1\,\mathrm{m}}$.

On désigne par le n° 2 la lentille qui a 2 unités de force réfringente (dioptries) $\frac{2}{1\,\mathrm{m}} = 2\,\mathrm{D}$; le n° 3 représente une lentille qui a 3 unités de force réfringente, une lentille équivalant à trois dioptries, et par conséquent 3 fois plus forte que le n° 1. Et ainsi de suite.

En suivant ainsi simplement les nombres cardinaux, on obtient une série de lentilles ayant toutes entre elles le même intervalle, 1 dioptrie.

---

(1) Proposition MONOYER.

On a cependant aussi admis quelques lentilles plus faibles qu'une dioptrie, c'est-à-dire ayant plus d'un mètre de distance focale ; ainsi on a une lentille de 2 mètres ayant une force réfringente de $\frac{1}{2}$ m., et portant par conséquent le n° 1/2 ou 0,5 ; une autre, portant le n° 1/4 ou 0,25 a pour distance focale 4 mètres ; une troisième, n° 0,75 a 133 cm. de distance focale. (Voir le tableau annexé à la fin du volume.)

Le numéro de la lentille ne donne plus maintenant la distance focale, mais celle-ci est très-facile à trouver quand on se rappelle qu'elle est l'inverse de la force réfringente. Nous avons par exemple une lentille de 4 D ou $\frac{4}{4}$ m. ; sa distance focale est $\frac{1}{4}$ m. $= 0,25$ centimètres ; le n° 6 a $\frac{1}{6}$ m. ou $\frac{100}{6}$ cm. $= 16$ cm. de distance focale, et ainsi de suite.

On arrive avec la même facilité, à l'aide d'un calcul inverse, à déterminer le numéro d'une lentille dont on connaît la distance focale. On nous demande, par exemple, le nombre de dioptries (d) correspondant à une longueur focale de 0 m. 25 cent., nous mettons :

$$d = \frac{1}{0,25} = 4 \, \text{D}.$$

Voilà tout le principe du nouveau système. Vous voyez dès maintenant qu'il n'est pas plus compliqué que l'ancien. Ce qui seul peut embarrasser, c'est qu'à l'époque où nous nous trouvons, nous avons encore à tenir compte de l'ancien système. Mais vous allez voir qu'il est très-simple de passer de l'ancien système au nouveau.

Pour cela on n'a qu'à se rappeler que 1 mètre $= 37$ pouces de Paris. La dioptrie D correspond donc à une lentille ayant 37 pouces de distance focale.

1 D (ou $\frac{1}{4}$ m.) du nouveau système est donc $\frac{1}{37} = $ n° 37 de l'ancien.

2 D $= \frac{2}{37} = \frac{1}{18,5}$ ou   18,5 de l'ancien.

3 D $= \frac{3}{37} = \frac{1}{12}$ ou   n° 12   —

4 D $= \frac{4}{37} = \frac{1}{9}$ ou   n° 9   —

Vous voyez donc que pour trouver le numéro de l'ancien système correspondant à un numéro nouveau, on n'a qu'à diviser 37 par ce dernier.

Veut-on au contraire trouver le nombre de dioptries (numéro nouveau) correspondant à un ancien numéro, opération inverse, on divisera 37 par le nombre ancien.

Exemple : nous avons le n° 37 de l'ancien système, nous disons : autant $\frac{1}{17}$ contiendra de $\frac{1}{37}$, autant l'ancien n° 17 représentera de dioptries. Or, diviser $\frac{1}{37}$ par $\frac{1}{17}$ revient à diviser 37 par 17, ce qui donne 2,25 D.

Cette difficulté étant résolue, nous devons revenir maintenant à notre sujet principal, la *réfraction de l'œil*, et vous exposer, les données élémentaires de cette question. Vous pourrez alors plus facilement nous comprendre, quand nous appliquerons à la pratique ces données fondamentales de l'optique physiologique en déterminant la nature de la réfraction de l'œil et le degré de l'amétropie.

L'appareil dioptrique de l'œil comprend d'abord la *cornée*, dont le rayon de courbure est de 8 millimètres. Elle est séparée du *cristallin* par la chambre antérieure, remplie d'*humeur aqueuse* et ayant 4 millimètres de profondeur. La surface antérieure du cristallin est courbée suivant un rayon de 10 millimètres, la surface postérieure suivant un rayon de 6 millimètres, son épaisseur est de 4 millimètres. (*fig. 10.*) Après avoir traversé ces milieux, la lumière poursuit son chemin dans le *corps vitré* jusqu'à la rétine. L'indice de réfraction de l'humeur aqueuse et du corps vitré est en moyenne de $\frac{103}{77}$ et celui du cristallin de $\frac{16}{11}$.

Les chiffres que je viens de vous donner ont été déterminés et adoptés par Listing, Helmholtz et Donders. Ils n'ont cependant pas une valeur absolue et ils peuvent différer dans une certaine mesure d'un œil à l'autre. Ce sont en somme des valeurs moyennes qu'on devrait toujours avoir présentes à l'esprit, puisqu'elles servent de base aux considérations d'optique physiologique.

La destination de l'appareil dioptrique de l'œil est de produire sur la rétine des images nettes des objets extérieurs.

Vous savez que ces images sont renversées, comme toutes
les images réelles fournies par un système collectif. On a
discuté souvent la question de savoir pourquoi nous voyons
droits les objets dont notre œil reçoit des images renversées. Au siècle dernier encore, il se trouvait des savants qui
niaient le fait lui-même et qui, ne pouvant s'expliquer que
des images renversées fussent projetées comme droites à
l'extérieur, soutenaient que la rétine reçoit des images
droites. Je me rappelle, par exemple, avoir trouvé dans un
ouvrage de médecine dû à Stephan Blanquard et publié au
commencement du xviii° siècle, un dessin qui montre comment les images, qui ont été renversées par le cristallin,
sont de nouveau renversées, c'est-à-dire redressées par le
corps vitré.

L'explication du fait en question me paraît cependant assez simple. La voici : supposez un aveugle-né qui recouvre
subitement la vue. Loin de se rendre compte de ce qu'il voit,
il n'interprète pas du tout ses images rétiniennes dès le
premier abord. Il ne voit ni droit, ni renversé, il ne voit
pour ainsi dire pas, quoique les objets se peignent sur sa
rétine. En effet, il n'a pas encore de représentations men-
tales qui correspondent à l'impression des terminaisons
nerveuses de sa rétine. Ce n'est que par l'expérience, par
la comparaison des impressions du toucher, de l'ouïe et des
autres sens avec son impression visuelle qu'il arrive à
mettre en rapport l'image rétinienne avec l'objet extérieur. L'expérience lui apprend, entre autres choses,
que pour observer l'extrémité supérieure d'un objet, il doit
diriger ses yeux en haut, pour voir l'extrémité inférieure
en bas, et voici l'interprétation de la position des objets
établie à l'aide des mouvements des yeux. Il serait même
tout-à-fait inutile de recevoir des images droites, l'individu
ne trouverait pas plus de facilité à les interpréter que les
images renversées. Il lui faut, dans tous les cas, le secours
de l'*expérience*.

Ce qui est bien plus important que la *direction* de l'ima
rétinienne, c'est sa *netteté*. En effet, dès que l'image n'(
pas nette, l'œil ne distingue pas clairement. Or, pour q
l'image soit nette, il faut que l'écran (la rétine), sur lequ
elle se produit, se trouve juste au foyer du système diopt
que. ·

Comme tout système dioptrique, l'œil pourrait fouri
des images nettes seulement pour les objets situés à u
seule et même distance, si son appareil dioptrique n'ét
pas susceptible de changements. Mais heureusement no
voyons également bien à des distances très-différentes.

La cause en réside dans le *pouvoir accommodateur*
l'œil. L'accommodation, dont nous parlerons plus longueme
dans la suite, consiste, comme vous le savez, en une augmen
tion de convexité du cristallin par suite de la contraction
muscle ciliaire. L'accommodation *augmente* donc la fo
réfringente de l'œil et l'adapte à des objets rapprochés.

L'œil *à l'état de repos* est adapté au point le plus éloig
qu'il puisse distinguer nettement, c'est-à-dire à son *punch
remotum.*

Or, la plus grande distance à laquelle un objet puisse
trouver et à laquelle il y ait intérêt à voir, est l'*infini.* C'(
pour cela qu'on a admis comme *normal* l'œil qui, à l'é
de repos, voit infiniment loin, et on a désigné cet état sc
le nom d'*emmétropie.*

Emmétropie.

L'*œil emmétrope* est donc un œil qui, à l'état de rep(
voit à l'infini, et puisque pour voir nettement il faut qu'u
image nette se forme sur la rétine, la rétine de l'œil emm
trope doit se trouver là où les rayons venus de l'infini, c'e
à-dire les rayons parallèles, sont réunis par le systè
dioptrique de l'œil. Or, c'est au foyer principal de ce s
tème que se réunissent les rayons venus d'infiniment lo

Nous pouvons donc définir l'œil emmétrope de la façon suivante :

L'œil emmétrope est un œil dont la rétine se trouve au foyer principal de son système dioptrique, qui réunit sur sa rétine les rayons parallèles, ou bien encore *dont le punctum remotum est situé à l'infini.*

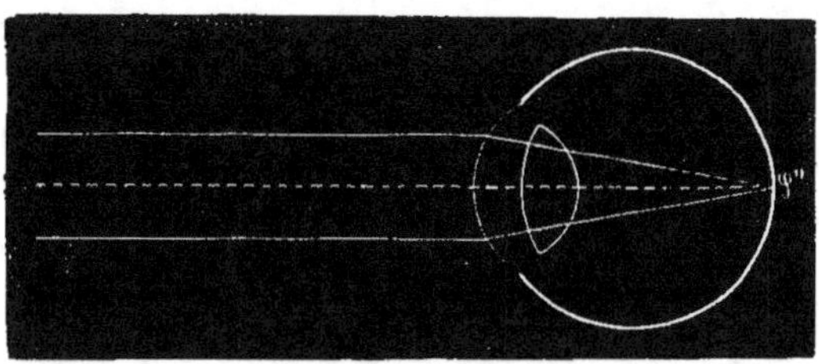

Fig. 10.

On pourrait représenter l'œil emmétrope par une lentille convexe au foyer de laquelle se trouverait un écran correspondant à la rétine (E E, *fig. 11.*)

Le soleil, ou tout objet éloigné, forme une image nette sur

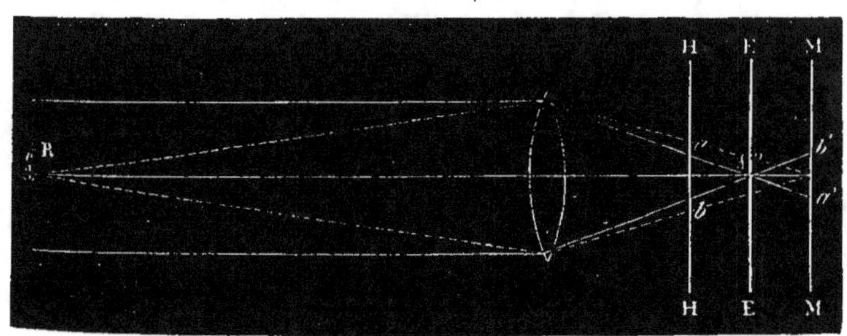

Fig. 11. —Les lettres *a* et *b* correspondent à l'entrecroisement des lignes *pleines* avec la ligne HH.

l'écran. Pour plus de simplicité, nous choisirons comme objet la flamme d'une bougie placée à 5 mètres environ;

5 mètres étant pour l'œil une distance assez grande pour que les rayons qui en proviennent puissent être considérés comme parallèles.

Amétropie,

Tout œil qui n'est pas emmétrope est *amétrope*. Dans l'*amétropie* les rayons parallèles ne se réunissent donc pas sur la rétine, mais *en avant* ou *en arrière* de celle-ci : Avançons ou reculons l'écran de notre lentille et nous verrons l'image de la flamme devenir diffuse (*ab, b'a', fig. 11*) Le même phénomène se produit dans l'œil.

Hypermétropie.

Lorsque la rétine se trouve *en avant* du foyer des milieux dioptriques, les rayons parallèles tendent à se réunir *derrière* la rétine (*fig. 12*) et ne forment sur celle-ci qu'une image diffuse, *a b*.

Pour être réunis sur la rétine, les rayons devraient déjà *converger* plus ou moins avant d'arriver à l'œil, comme l'indiquent les lignes pointillées de la fig. 12. Or, il n'existe pas dans la nature de rayons lumineux convergents. Ceux qui proviennent de points plus ou moins *rapprochés* sont *divergents;* ceux provenant de l'*infini* sont *parallèles;* pour être *convergents* il faudrait, pour ainsi dire, que les rayons provinssent *d'au-delà de l'infini*. On a donné le nom d'*hypermétropie* à cet état dans lequel l'œil est adapté à un point situé *au-delà de la distance normale* à laquelle est adapté l'œil emmétrope.

Le *punctum remotum* auquel l'œil hypermétrope est adapté à l'état de repos ne peut être situé *devant* l'œil. Il correspond au point d'intersection des rayons convergents dont l'œil a besoin pour voir nettement. En prolongeant ces rayons nous trouvons dans notre fi-

gure comme punctum remotum, ce point d'intersection
(R, *fig. 12*).

Le punctum remotum de l'œil hypermétrope, au lieu
d'être le point de départ des rayons lumineux, est au con-

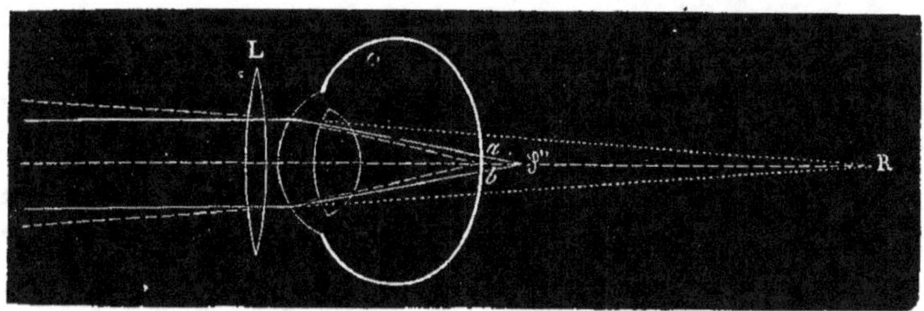

Fig. 12.

traire le point vers lequel les rayons lumineux doivent converger pour être réunis sur la rétine, parce que sa force réfringente est *trop faible relativement à sa longueur* (voyez
fig. 12). Pour le rendre emmétrope, il faut donc augmenter
la force réfringente de cet œil en lui ajoutant une lentille
convexe. Le numéro de la lentille qui adapte l'œil hypermétrope à la vision au loin des rayons parallèles, indique
par cela même de combien de dioptries l'œil hypermétrope
est plus faible que l'œil emmétrope et donne ainsi la mesure
de l'hypermétropie. Si la lentille convexe a 6 dioptries, la
force réfringente de l'œil est plus faible de 6 dioptries que
celle de l'œil emmétrope, son hypermétropie est de 6 dioptries.

Mais la lentille correctrice nous indique encore autre
chose : si l'œil hypermétrope qui a besoin de rayons lumineux convergents, voit nettement à l'infini à travers une
lentille convexe, il en résulte que la convergence commu-
niquée par la lentille aux rayons parallèles est juste celle
dont cet œil a besoin. Or, la lentille fait converger les
rayons parallèles vers son *foyer*, et les rayons que l'œil
hypermétrope réunit sur sa rétine doivent converger vers
son punctum remotum. Le punctum remotum de l'œil et le
foyer du verre correcteur doivent donc coïncider, et la

distance focale de la lentille convexe placée juste devant l'œil est donc égale à la distance qui sépare le punctum remotum de l'œil.

La distance focale de la lentille correctrice étant, dans notre exemple, de $\frac{100}{6} = 16$ cm., le punctum remotum est situé à 16 centimètres derrière l'œil. Si l'on place le verre correcteur à une certaine distance devant l'œil, par exemple à 2 centimètres, il doit avoir une distance focale plus grande. Dans notre cas le *punctum remotum* étant situé à 16 centimètres derrière la cornée et le verre étant à 2 centimètres devant la cornée, la distance focale doit être de $16 + 2 = 18$ centimètres, et sa force, non de 6, mais seulement de $5\frac{1}{2}$ dioptries ($\frac{100}{18} = 5,50$), pour que son foyer coïncide avec le punctum remotum.

Par rapport à l'œil, l'action de la lentille convexe est, en effet, d'autant plus forte qu'elle est plus éloignée de celui-ci. C'est pourquoi vous voyez les vieillards auxquels les lunettes convexes commencent à refuser le service, les éloigner des yeux, et les mettre sur le bout du nez. Il est donc important de se rendre compte de la distance à laquelle on place la lentille correctrice.

En pratique, on ne peut pas savoir si l'individu met plus ou moins en jeu son accommodation. Celle-ci, quelque faible qu'elle soit, diminue le degré apparent de l'hypermétropie; c'est pourquoi on doit prendre, comme expression de l'hypermétropie, la lentille convexe *la plus forte qui adapte l'œil à l'infini*, soit à une distance de 5 mètres au moins.

C'est pour la même raison que les jeunes hypermétropes qui jouissent encore de toute la force de leur muscle ciliaire et ceux dont l'hypermétropie n'est pas trop forte voient parfaitement au loin et même jusqu'à une distance assez rapprochée sans intervention de lunettes convexes.

Causes de l'hypermétropie. — L'hypermétropie qui, comme nous venons de le voir, consiste en ce que le foyer principal des milieux dioptriques est situé *derrière* la rétine, peut être produite par des causes différentes.

1º Le système dioptrique de l'œil hypermétrope est le même que celui de l'œil emmétrope, mais *l'axe* de l'œil est *trop court*, comme le représente la *fig. 12*. J'ai donné à cette forme d'hypermétropie le nom *d'hypermétropie axile* et le signe Hª pour indiquer à la fois la nature de l'amétropie et sa cause.

2º La longueur de l'œil hypermétrope est la même que celle de l'œil emmétrope, mais *sa force réfringente* est *trop faible*, soit que la convexité de la cornée ou celle des surfaces du cristallin ait diminué, ou que le cristallin manque, ce qui constitue l'hypermétropie de courbure Hᶜ, 3º soit que *l'indice de réfraction* de l'humeur aqueuse ou du cristallin ait diminué, Hⁱ.

La forme la plus fréquente de l'hypermétropie est l'*hypermétropie axile*, c'est-à-dire l'hypermétropie produite par un certain arrêt du développement de l'œil dans sa totalité ou dans son diamètre antéro-postérieur. Ces yeux se distinguent par leur petitesse et par leur mobilité, ce qui fait qu'en les faisant regarder fortement du côté du nez et en écartant les paupières, on distingue non-seulement toute la partie équatoriale fortement courbée, mais encore une bonne partie du globe oculaire qui descend plus brusquement vers le pôle postérieur.

Quant à la seconde forme de l'hypermétropie, *l'hypermétropie de courbure*, elle est beaucoup plus rare : la cornée de l'hypermétrope n'est généralement pas plus plate que celle du myope, elle est même souvent plus convexe. Mais il existe des cas d'hypermétropie produite par une dépression de la cornée à la suite de kératites. L'hypermétropie de courbure suit aussi quelquefois l'aplatissement de la cornée qu'engendre l'augmentation de la tension intraoculaire, et l'aplatissement du cristallin dans la paralysie du muscle ciliaire (1).

Je n'ai pas besoin de vous citer des exemples de l'hypermétropie produite par la disparition du cristallin ; vous

---

(1) Mauthner. — *Die optischen Fehler des Auges*, p. 223

avez tous observé des cas de luxation du cristallin, et vous voyez tous les jours des opérés de cataracte armés d'immenses lentilles convexes qui corrigent le haut degré d'hypermétropie qu'ils doivent à l'extraction du cristallin. Enfin, l'hypermétropie qui se développe dans l'âge avancé, comme DONDERS l'a démontré le premier, doit très-probablement être attribuée à une diminution de l'indice de réfraction totale du cristallin par suite d'une dégénérescence sénile. On a alors un exemple d'H[i].

Myopie.

Revenons à notre expérience de tout à l'heure, si au lieu d'avancer nous reculons l'écran sur lequel nous avons reçu l'image de la flamme (*fig. 11*), nous obtenons de nouveau une image de diffusion (*b'a'*). Celle-ci est formée par la divergence des rayons après leur réunion au foyer, et cet état correspond à la *myopie*. Nous définissons donc la myopie de la façon suivante : *la myopie est l'état de l'œil dans lequel la rétine se trouve située en arrière du foyer du système dioptrique* ; et on peut dire d'une façon générale que *le système dioptrique de l'œil myope est trop fort relativement à sa longueur*.

Pour que les rayons venant de notre flamme pussent se réunir sur l'écran, il faudrait, ou les rendre plus convergents en rapprochant la flamme (en R, *fig. 11*), ou, la flamme restant à l'infini, diminuer la force réfringente de la lentille.

De même, pour adapter l'œil myope à l'infini, c'est-à-dire pour le rendre emmétrope, on doit *diminuer* sa force réfringente. Cela s'obtient à l'aide de lentilles *concaves*, et le numéro de la lentille concave qui permet à l'œil de voir à l'infini représente le *degré de myopie*, parce qu'il indique de combien de dioptries l'état de réfraction de l'œil myope est plus fort que celui de l'emmétrope.

En nous rendant compte de l'action de la lentille concave

correctrice, nous trouverons encore la même coïncidence de son foyer avec le punctum remotum de l'œil myope, comme nous l'avons expliqué pour l'œil hypermétrope.

L'œil *myope*, à l'état de repos, est adapté à son punctum remotum situé à une certaine distance devant lui, en d'autres termes, il a besoin pour voir nettement de rayons lu-

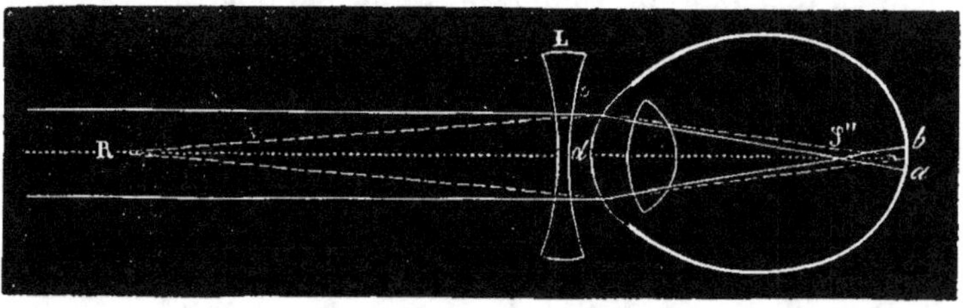

Fig. 13.

mineux *divergeant* de ce punctum remotum. Or, l'action d'une lentille concave consiste à rendre les rayons parallèles divergents, comme s'ils provenaient d'un foyer situé derrière elle. Lorsqu'une lentille concave adapte l'œil myope à la vision au loin, elle doit nécessairement donner aux rayons parallèles une divergence telle qu'ils paraissent provenir du punctum remotum de cet œil. Il en résulte que le foyer de la lentille correctrice et le punctum remotum R de l'œil myope coïncident. Si l'œil a besoin d'une lentille concave 6 placée très-près de la cornée ($d = 0$, *fig. 13*), son punctum remotum R est situé à 16 centimètres devant lui parce que la distance focale de cette lentille est égale à 16 centimètres.

Si nous plaçons la lentille correctrice à 2 centimètres de la cornée ($d = 2$ centimètres) la distance focale LR doit avoir deux centimètres de moins, c'est-à-dire 14 centimètres et la lentille n'aura pas 6 mais 7 dioptries ($\frac{100}{14} = 7$ D).

Nous voyons donc qu'il n'est pas indifférent de savoir où l'on place le verre correcteur : plus on l'éloigne de l'œil myope, plus il doit être fort, et inversement. Ceux d'entre vous qui portent des lunettes concaves ont sans doute fait souvent cette observation que plus ils les rapprochent de leurs yeux, plus leur action est forte.

Puisqu'il suffit de mesurer la distance entre le punctum re motum et l'œil pour connaître le degré de la myopie, on peut déterminer la myopie même sans intervention de lentilles. Il suffit de faire lire à l'individu des caractères fins à la plus grande distance possible. De cette façon on trouve le punctum remotum, et la distance qui sépare celui-ci de l'œil est la distance focale de la lentille qui donne le degré de la myopie.

Supposons un myope qui lit sans effort d'accommodation à une distance de 9 centimètres, sa myopie sera égale à 11 D, parce que 9 centimètres représentent la distance focale de 11 D. $\left(\frac{100}{9} = 11\right)$.

Dans la détermination de la myopie on doit encore tenir compte de l'accommodation; si celle-ci n'est pas absolument nulle, elle fait paraître la myopie plus forte qu'elle ne l'est en réalité, en augmentant la force réfringente de l'œil. C'est pourquoi on aura toujours soin de chercher la lentille *concave la plus faible* qui procure aux myopes la meilleure acuité visuelle au loin. Dans la détermination directe, on prendra comme distance focale la distance *la plus grande* à laquelle de petits caractères sont lus.

Causes de la myopie. — Ainsi que l'hypermétropie, la myopie peut avoir différentes causes :

1° L'œil est *trop long* pour un système dioptrique pareil à celui de l'œil emmétrope : *myopie axile.* M^a.

2° Le système dioptrique est *trop fort*, tandis que l'œil a la longueur de l'œil emmétrope, *myopie de courbure.* M^c.

3° L'indice de réfraction du système dioptrique a augmenté.

I. Myopie axile. M^a.

La myopie par excès de longueur du globe oculaire est de beaucoup la plus fréquente. Qu'on se rappelle les yeux saillants de certains myopes de degrés un peu élevés.

Dans le cas où la longueur de l'œil ne frappe pas au premier abord, faites diriger l'œil fortement en dedans, et vous verrez que la partie équatoriale en est étrangement allongée, comme aplatie, et qu'il est impossible de voir les parties postérieures du globe oculaire.

Comme nous l'avons dit dans notre seconde leçon, l'hypertrophie du globe oculaire (si nous pouvons l'appeler ainsi) peut atteindre un degré tel que l'œil est même gêné dans ses mouvements. L'allongement se prononce surtout dans l'axe optique par la formation du *staphylome postérieur*, ectasie de la région de la macula qui devient si souvent la cause de la myopie.

II. **Myopie de courbure. M^c.**

La myopie par excès de courbure est plus rare que la myopie axile, la cornée du myope ne différant guère de celle de l'emmétrope, et offrant souvent un rayon plus long. On connaît cependant des exemples de cette forme de myopie : la *cornée conique* et le *staphylôme cornéen*.

On observe souvent une myopie apparente due à un excès de courbure du cristallin par suite d'une crampe de l'accommodation. Dans ce cas, on verra la myopie disparaître sous l'influence de l'atropine. On peut par contre considérer comme exemple d'une véritable M^c les cas de luxation partielle du cristallin, lorsque celui-ci est resté dans le champ pupillaire. Le cristallin n'étant plus soumis à la traction de la zône de Zinn, suit son élasticité naturelle qui lui communique une forme plus bombée et produit ainsi un degré de myopie assez notable.

III. **Myopie par l'augmentation de l'indice de réfraction, M^i.**

Quelquefois on a constaté dans le cours du développement d'une cataracte, une myopie qui n'avait pas existé auparavant. Elle est due, sans doute, dans ce cas, à une augmentation de l'indice de réfraction du cristallin.

Nous avons vu, Messieurs, que la grande majorité des cas d'amétropie repose sur des différences de *longueur* de l'*axe* de l'œil, l'appareil dioptrique restant le même que celui de l'œil *emmétrope*.

Il en résulte que l'expression « *Anomalies de réfraction* » par laquelle on désigne les amétropies n'est généralement pas exacte. En effet, ce n'est pas la réfraction, c'est la longueur de l'œil qui est anormale dans ces cas. Si l'on désigne les amétropies axiles par le nom d'anomalies de réfraction, il faut donc toujours ajouter mentalement, *par rapport à leur longueur*.

SEPTIÈME LEÇON.

Astigmatisme.

Messieurs,

Dans les différentes formes de réfraction de l'œil que nous venons d'étudier, nous avons toujours supposé *sphériques* les surfaces réfringentes de l'œil, condition par suite de laquelle tous les méridiens ayant la même courbure et réfractant également la lumière, les rayons se réunissent en un seul et même foyer.

Nous n'avons pas besoin de dire que l'œil n'étant pas un instrument de précision dans le sens absolu du mot, nous ne trouvons presque jamais un œil qui remplisse mathématiquement ces conditions. Les écarts de la forme sphérique sont cependant dans la majorité des cas assez faibles pour pouvoir être négligés.

Mais souvent ces inégalités de courbure des différents méridiens des surfaces réfringentes de l'œil sont capables d'influencer considérablement la vue au point de constituer une forme particulière d'anomalie de réfraction à laquelle on donne le nom d'*astigmatisme*.

L'astigmatisme consiste en une irrégularité de courbure des surfaces dioptriques de l'œil, qui s'écartent à des degrés divers de la forme sphérique normale. La réfraction d'un œil astigmate n'est par conséquent pas la même suivant les différents méridiens. Elle est plus forte suivant les méridiens d'une courbure plus forte, plus faible suivant les méridiens de courbure plus faible.

Vous pouvez vous rendre compte .de l'effet d'une telle anomalie à l'aide d'un verre cylindrique. Un verre cylin-

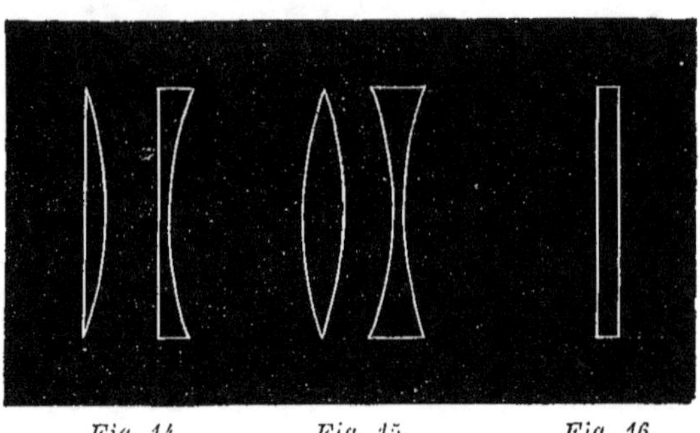

Fig. 14.   Fig. 15.   Fig. 16.

drique est formé par une section d'un cylindre en verre faite parallèlement à son axe, ou par deux de ces sections associées symétriquement.

Une coupe faite à travers un verre cylindrique convexe ou concave perpendiculairement à son axe, présente donc la forme fig. 12 ou fig. 13, tandis qu'une coupe parallèle à l'axe a simplement la forme de la fig. 14 plus ou moins large selon qu'elle est faite plus près du milieu ou plus près du bord du cylindre.

Les rayons lumineux qui traversent le cylindre suivant un plan perpendiculaire à l'axe, sont réunis comme par tout verre convexe, tandis que ceux qui le traversent suivant un plan parallèle à l'axe ne subissent pas plus de déviation que s'ils avaient traversé un verre de vitre plan à faces parallèles.

Prenons, par exemple, le verre cylindrique n⁰ 5 D et combinons-le avec un verre sphérique convexe n° 50 D dont l'action réfringente est à peu près égale à celle du système dioptrique de l'œil, puisqu'il réunit les rayons parallèles à 20 mm. derrière lui.

Les rayons émanés d'un point lumineux très-éloigné, qui traversent notre combinaison suivant un plan parallèle à l'axe du cylindre, subissent seulement l'action du verre sphérique, le cylindre n'agissant pas dans cette direction, et ils se réunissent en un point situé à 20 mm. derrière la combinaison. Les rayons qui, par contre, traversent notre système dans un plan perpendiculaire à l'axe du cylindre auront à subir l'action combinée du cylindre et du verre sphérique 50, ce qui fait ensemble 55 D ; ils se réunissent donc à $\frac{1000}{55}$ = 18 mm. derrière la lentille, par conséquent 2 mm. avant la réunion des rayons du plan axile, à un endroit où ceux-là forment encore une image de diffusion; au contraire, au foyer des rayons axiles, les rayons du plan perpendiculaire à l'axe forment une image de diffusion en s'écartant après leur réunion.

Dans l'espace compris entre les foyers des deux MÉRIDIENS PRINCIPAUX (c'est-à-dire offrant le maximum et le minimum de courbure) se trouvent les foyers et les images de diffusion des rayons lumineux qui traversent le système suivant les méridiens intermédiaires.

Il en résulte qu'un pareil système ne peut jamais fournir une image nette d'un point lumineux. A quelque endroit que l'on place l'écran pour recevoir l'image, il n'y aura toujours qu'une partie des rayons lumineux provenant du point considéré qui s'y réuniront ; les autres formeront une image de diffusion. Si nous plaçons le verre cylindrique de notre exemple de façon à ce que son axe soit horizontal et que nous mettions l'écran à 18 mm. derrière la combinaison, alors le méridien vertical seul est adapté à la distance du point lumineux dont l'image sera une ligne horizontale, parce que tous les rayons qui ont traversé le méridien vertical sont réunis sur l'écran, tandis que les autres, surtout ceux qui ont traversé le méridien horizontal, forment des images de diffusion.

En éloignant l'écran la ligne s'élargit en même temps qu'elle se raccourcit et l'image devient une ellipse à grand axe horizontal. Si l'on continue à éloigner l'écran, le grand axe de l'ellipse se raccourcit de plus en plus tandis que le petit axe s'allonge, l'image diffuse devient circulaire, puis de nouveau elliptique mais à grand diamètre vertical ; enfin cette ellipse s'amincit de plus en plus jusqu'à ce que l'image du point soit devenue une *ligne verticale* à 20 mm. de la combinaison dioptrique de notre exemple. Dans cette position, le foyer du méridien *horizontal* se trouve sur l'écran.

L'image d'un point lumineux produite par un système dioptrique dont différents méridiens ont une force réfringente différente n'est donc jamais un point mais une ligne ou une image de diffusion elliptique ou ronde.

La même chose peut se produire dans l'œil. Supposez un œil dont le méridien cornéen vertical ait une courbure plus forte que le méridien horizontal ; cet œil observant un point, verra toujours une ligne horizontale ou verticale ou une tache lumineuse diffuse, mais jamais un point. De là provient le nom d'astigmatisme (de στίζω, στίγμα) qu'on a donné à cette anomalie de réfraction.

Lorsque, comme dans l'exemple que nous avons choisi, la courbure reste invariablement la même dans toute l'étendue du même méridien, on appelle l'astigmatisme *régulier*. Si, par contre, non-seulement les différents méridiens sont décrits avec des rayons différents, mais si la courbure du même méridien varie dans différentes parties, on a alors affaire à l'astigmatisme *irrégulier*.

Nous pouvons donc donner de l'astigmatisme régulier la définition suivante : *L'astigmatisme régulier est produit par une différence de réfraction dans deux méridiens du même œil.* Il a presque toujours son siége dans la cornée qui, au lieu d'être sphérique présente la forme d'une sphère comprimée de deux côtés opposés.

Les *méridiens principaux* sont dans la grande majorité des cas *perpendiculaires*, très-souvent verticaux et horizontaux, et alors le méridien vertical a presque toujours la plus forte courbure. Les exceptions ne sont cependant pas rares. Les méridiens principaux sont souvent inclinés et quelquefois on voit la plus faible courbure correspondre au méridien vertical.

Revenons à notre exemple des deux verres combinés ; appliquons-le à l'œil pour en déduire les symptômes qui se produisent dans l'œil astigmate, et la façon de reconnaître et de corriger cette anomalie de la réfraction.

Supposez que l'œil ait une longueur de 20 mm., et que son système dioptrique soit représenté par la combinaison de la lentille sphérique+50 et d'un cylindre convexe +5 D à axe horizontal. Alors le méridien horizontal de l'œil sera emmétrope puisque le cylindre n'agissant pas suivant le plan de son axe, la lentille sphérique seule réfracte la lumière et réunit les rayons parallèles à 20 mm. derrière elle, c'est-à-dire sur la rétine.

Dans le méridien vertical, par contre, la réfraction de l'œil est de 5 D plus forte que l'emmétropie. L'œil offre donc une myopie de 5 D. Les rayons venus de l'infini sont réunis *devant* la rétine, et pour voir nettement, il faut approcher un objet jusqu'à $\frac{100}{5} = 20$ cm. Un œil atteint d'une telle irrégularité ne verra pas nettement des lignes horizontales placées à une grande distance, le méridien vertical n'étant pas adapté à cette distance. En effet, supposons la ligne composée d'une infinité de points juxtaposés ; chacun de ces points formera une image de diffusion à axe vertical et tous les points ensemble formeront une ligne élargie et diffuse.

Pour voir nettement la ligne horizontale, il faut la rapprocher jusqu'à 20 centimètres. Alors les images de diffusion des points qui la composent sont horizontales, c'est-à-dire dans la direction de la ligne, les points se superposent par conséquent, tandis que dans le sens vertical les rayons qui en émanent sont parfaitement réunis sur la rétine. La ligne ne paraît donc plus élargie, mais seulement légèrement allongée par la diffusion horizontale de ses deux extrémités.

L'inverse a lieu pour une ligne verticale. Elle sera vue nettement de loin parce que le méridien horizontal, perpendiculaire à sa direction, est adapté à sa distance, tandis qu'elle sera confuse à une distance rapprochée, parce qu'elle fournit des images de diffusion dans l'axe horizontal. Un œil de ce genre ne voit donc jamais nettement des lignes horizontales et verticales situées dans le même plan. Donnez-lui une croix noire sur papier blanc il verra tantôt l'une, tantôt l'autre ligne, selon qu'il rapproche ou éloigne le papier ou suivant que son accommodation adapte l'un ou l'autre de ses méridiens principaux à la distance du papier, mais jamais il ne verra la croix d'une manière nette. C'est cette observation, entre autres, qui a conduit à la découverte de l'astigmatisme et qui sert encore à sa détermination.

L'œil astigmate n'a jamais une acuité visuelle parfaite et présente même très-souvent un haut degré d'amblyopie. Lorsqu'on a trouvé le verre sphérique qui donne relativement la meilleure acuité visuelle et qu'il y a lieu de supposer l'astigmatisme — nous verrons plus tard quels en sont les indices, — on montre au sujet une figure composée de rayons noirs sur fond blanc (SNELLEN) placée à distance. Et pendant qu'il couvre un œil, l'autre étant muni de sa lentille correctrice, on lui demande si toutes les lignes lui paraissent également nettes, noires et larges. Si la réponse est négative, on se fait indiquer le rayon qui paraît le plus net et celui qui paraît le plus confus. Ces deux rayons correspondent évidemment aux deux méridiens principaux et sont le plus souvent perpendiculaires l'un à l'autre.

Puisque l'une des deux lignes paraît nette, le méridien qui lui est perpendiculaire est adapté à la distance de la ligne, soit que l'individu voie sans lunettes (E), soit qu'il voie avec un verre sphérique. On n'a donc plus qu'à corriger l'amétropie de l'autre méridien. Cela s'effectue à l'aide d'un verre cylindrique dont l'axe est perpendiculaire au méridien à corriger, verre qu'on ajoute à la lentille correctrice sphérique.

Le cylindre sera convexe ou concave selon que le méridien à corriger est hypermétrope ou myope ; et les mêmes régles que nous avons suivies dans la détermination de la réfraction nous guideront dans le choix du verre cylindrique, c'est-à-dire que nous choisirons le cylindre convexe le plus fort ou le cylindre concave le plus faible qui donne la meilleure acuité visuelle.

Pour contrôler si notre détermination est exacte, nous faisons regarder encore aux malades la figure des rayons et si son astigmatisme est corrigé, toutes les lignes doivent lui apparaître de la même netteté.

DONDERS a nommé *astigmatisme simple* la forme de l'astigmatisme dans laquelle l'un des deux méridiens principaux est *emmétrope* et il subdivise cette variété en astigmatisme simple *hypermétrope* et *myope* suivant que l'autre méridien est hypermétrope ou myope.

L'astigmatisme est *composé* lorsque les deux méridiens principaux sont amétropes mais dans le même sens. Ainsi on voit souvent un œil myope dans tous ses méridiens présenter une myopie plus forte dans son méridien vertical que dans le méridien horizontal et de même pour l'hypermétropie. Dans ce cas on dit par exemple : il y a M 5 + As. M 1, axe vertical, ce qui veut dire que le méridien horizontal présente une M de 5, le vertical un surplus de M d'une D, donc 6 D en somme. Enfin on a l'*astigmatisme mixte* lors qu'un méridien principal est *hypermétrope*, l'autre *myope*.

Toutes ces différentes formes d'astigmatisme s'observent très-fréquemment, l'astigmatisme mixte cependant moins que les autres,

On corrige l'*astigmatisme simple* par un simple verre cylindrique à axe perpendiculaire au méridien amétrope, l'*astigmatisme composé* par des verres qui sont sphériques d'un côté et cylindriques de l'autre, et l'*astigmatisme mixte* par des verres bicylindriques à axes perpendiculaires l'un à l'autre.

Les premières études sur l'astigmatisme sont dues à TH. YOUNG, 1793 (1), qui, atteint lui-même d'un astigma-

(1) *Philos. Transactions* for 1793. Vol. 83, p. 169, et *Miscellaneous Works* of the late Th. Young ed. by Peacock. London 1855, t. I, p. 26.

tisme très-considérable, l'analysa et le corrigea d'une façon aussi ingénieuse qu'exacte. Mais ce qui est très-curieux
c'est que ce premier cas d'astigmatisme avait, contraire-
ment à la règle, son siége non dans la cornée mais dans le
cristallin. Airy (1) détermina et décrivit l'astigmatisme
myopique composé dont il était atteint. Il porta un verre
sphérique concave combiné avec un cylindrique concave.

Plus tard (1845), Sturm (2) établit la théorie mathématique
de l'astigmatisme et Stokes (3) inventa un instrument bien
connu, composé de deux verres cylindriques mobiles l'un
sur l'autre, pour déterminer l'astigmatisme.

Un des cas les plus curieux au point de vue historique est
celui du curé Schnyder de Menzberg en Suisse, qui avait
observé qu'il ne pouvait pas distinguer nettement des fils
de fer verticaux et horizontaux à la même distance et qui
corrigea lui-même cette infirmité par la combinaison d'un
cylindre convexe (4). En 1852, Goutier, professeur à l'é-
cole d'application de Metz, envoya à l'Académie des Sciences un pli cacheté qui fut ouvert le 7 août 1865 et contenait
l'explication et le mode de correction de l'astigmatisme à
l'aide de verres cylindriques.

Depuis l'invention de l'ophthalmomètre par Helmholtz et
les travaux remarquables de Donders, Snellen, Knapp et
autres, l'astigmatisme est devenu aussi connu que l'hypermétropie et la myopie.

Ce sont les mensurations ophthalmométriques qui ont
prouvé que la cornée est principalement le siége de l'astigmatisme et l'Ecole d'Utrecht a surtout introduit dans la
pratique les méthodes dont on se sert pour le déterminer et
le corriger.

---

(1) *Transactions of the Cambridge Philosophical Society*, vol. II, p. 267, 1827.
(2) Comptes-rendus de l'Académie des Sciences de Paris, t. 20, p. 554,
761, 1238 et Poggendorff's Annalen, t. 65, p. 116.
(3) *The Report of the British Association for the advancement of Science*,
for 1849, p. 10.
(4) Compte-rendu de la Société suisse pour l'avancement des sciences na-
turelles et *Ann. d'oculistique*, t. XXI, p. 222, 1849.

Quoique le but essentiellement pratique de nos leçons ne nous ait pas permis d'exposer plus longuement l'historique de l'astigmatisme et que nous ayons dû passer sous silence bien des noms distingués qui se rattachent à son étude, je dois vous citer au moins un instrument très-ingénieux que nous devons à M. Javal et qui sert à la détermination de l'astigmatisme. Vous trouverez la description de l'optomètre binoculaire de M. Javal dans les *Annales d'oculistique*, t. XXXIII, p. 58, 1865.

Astigmatisme irrégulier.

Tandis que l'astigmatisme régulier, malgré la différence de courbure de plusieurs méridiens des surfaces réfringentes, présente au moins une courbure régulière dans chaque méridien pris isolément, *l'astigmatisme irrégulier* consiste en *une différence de courbure de différentes parties du même méridien*. Cette anomalie de la réfraction peut avoir son siége dans la cornée et dans le cristallin.

Dans le premier cas, l'astigmatisme est le plus souvent produit par des processus inflammatoires et ulcéreux qui ont fini par imprimer à la cornée une forme tout à fait irrégulière. Des parties aplaties ou même excavées se trouvent à côté d'ectasies partielles, et souvent chaque petite partie de la cornée a une courbure différente de celle de sa voisine.

L'individu est quelquefois plus gêné par une telle irrégularité de la cornée que par des leucomes, parce que la lumière subissant une réfraction très-irrégulière à la première surface réfringente de l'œil, l'image rétinienne devient tout à fait défigurée. Aucun objet n'est vu nettement, les lignes droites paraissent quelquefois élargies et confuses à certains endroits, ou elles montrent des inflexions et des irrégularités de toute sorte. Il est évident qu'une pareille anomalie de la réfraction ne peut être corrigée ni par des verres cylindriques, ni par aucun autre verre, parce qu'il serait tout à fait impossible de donner à ces verres une forme semblable à celle de la cornée déformée.

Dans ce cas, on peut rendre la vision plus nette par un moyen que Donders a proposé. Puisque l'amblyopie provient dans ce cas de ce que les différentes parties de la cornée ont une courbure différente et que les rayons lumineux qui la traversent ne sont pas réunis au même endroit, on n'utilise pour la vision qu'une seule partie de la cornée dont la courbure est sensiblement sphérique, en éliminant les autres. Cela s'obtient simplement à l'aide d'un diaphragme percé d'un trou de 1/2 à 1 mm. de diamètre qu'on fait tenir très-près de l'œil. Le malade arrive très-vite à trouver la position dans laquelle le *trou sténopéique* lui donne les plus grands avantages, et l'on voit souvent l'acuité visuelle augmenter considérablement par ce moyen. Il est vrai que l'éclairage doit diminuer à cause de l'exclusion d'une grande partie de la lumière qui, sans le diaphragme, aurait pénétré dans l'œil ; mais par contre la netteté des objets observés augmente beaucoup, parce que tous les rayons lumineux qui ont traversé le trou et la partie correspondante de la cornée se réunissent alors en une seule image nette sur le rétine.

Une forme d'astigmatisme irrégulier plus importante et plus répandue que celui de la cornée a son siége dans le *cristallin* et on ne connaît jusqu'à ce jour qu'un seul homme qui en ait été exempt. Nous en parlerons plus tard. Cet astigmatisme irrégulier est produit par la structure même du cristallin. Vous vous rappelez que le cristallin se compose de plusieurs secteurs dont les lignes de séparation forment une espèce d'étoile souvent visible à l'éclairage oblique et surtout prononcée dans la cataracte sénile.

Or les secteurs du cristallin n'ont pas tous exactement la même courbure, cela fait que la lumière qui les traverse n'est pas réunie par tous au même endroit; chaque secteur fournit une image à part.

Dans les conditions ordinaires et dans les cas où cette irrégularité n'est pas excessivement développée, les images rétiniennes correspondant aux différents secteurs se couvrent en grande partie et l'on voit l'objet simple, **bien** qu'un peu moins nettement que si le cristallin avait des surfaces régulières.

Dans d'autres conditions, par contre, la multitude des images fournies par le cristallin donne lieu à la *polyopie monoculaire*, c'est-à-dire que l'œil, au lieu d'un seul objet fixé, en voit plusieurs. Ce phénomène a été parfaitement observé et décrit par M. le professeur VULPIAN. La description classique qu'il en a donnée se trouve dans les Mémoires de la *Société de Biologie* de l'année 1861, t. III, p. 335, et reste la meilleure que l'on possède aujourd'hui.

Cette polyopie devient surtout manifeste lorsque l'œil n'est pas adapté à la distance de l'objet fixé, parce que dans ce cas les images correspondant aux différents secteurs sont plus écartées l'une de l'autre que si l'œil y était adapté.

M. VULPIAN a observé sa polyopie principalement en regardant le croissant de la lune. D'autres observateurs comme LAHIRE, TH. YOUNG, DONDERS, ont vu ce phénomène surtout à l'aide d'un point lumineux très-rapproché de l'œil. Ainsi, d'après Donders on peut facilement produire la polyopie monoculaire à l'aide d'un petit globule de mercure placé sur un morceau de velours noir, le petit globule agit comme un miroir convexe excessivement fort et donne d'un foyer lumineux, comme le soleil, une lampe, etc., une petite image de réflexion excessivement intense. C'est notre point lumineux. En rapprochant ce globule à quelques millimètres de l'œil, au lieu d'une seule image de diffusion ronde, nous en voyons plusieurs qui se recouvrent plus ou moins. Ce sont les images *entoptiques* fournies par différents secteurs de notre cristallin.

C'est la même irrégularité de structure du cristallin qui nous fait apparaître un point lumineux comme rayonnant. En effet, n'est-il pas surprenant que les corps célestes lumineux, malgré leur sphéricité, fassent sur l'œil humain non l'impression de points lumineux ronds, mais l'impres-

sion de corps essentiellement rayonnants ? De là, l'extension du mot *étoilé* aux corps présentant une forme semblable.

Ce fait est la preuve que les yeux humains ont de tout
temps présenté le même astigmatisme irrégulier. Il n'y a
qu'un seul exemple connu d'un homme qui, ayant un cristallin, ait fait exception à cette règle. C'est le tailleur
Schoen, dont Alexandre de Humboldt rapporte que les
étoiles lui apparaissaient comme des points nettement
arrondis. Le cristallin de ce Schoen a dû être construit
avec une exactitude rigoureuse, ou bien l'effet des irrégularités de la surface antérieure du cristallin a dû être
neutralisé par des irrégularités en sens contraire de la
surface postérieure.

Nous pouvons cependant nous mettre dans des circonstances analogues à celles de cet homme fortuné en regardant les étoiles à travers un diaphragme percé d'un petit
trou. De cette façon nous privons les étoiles de leurs
rayons, nous les réduisons à de petits points lumineux,
parce que leur image est formée sur notre rétine uniquement par un secteur du cristallin ou une partie du cristallin qui a sensiblement la même courbure dans toute son
étendue. Seulement les points lumineux nous paraîtront
moins éclairés qu'ils n'ont dû paraître à ce tailleur qui les
voyait à travers toute l'étendue de sa pupille, tandis que
nous ne pouvons les voir qu'à travers une pupille excessivement étroite, le trou sténopéique de notre diaphragme.

L'astigmatisme irrégulier du cristallin n'influe pas beaucoup sur la vue dans les conditions ordinaires, mais il peut
devenir un obstacle très-sérieux dans les observations as-
tronomiques. C'est l'astigmatisme irrégulier qui rend impossible la constatation exacte par la vue du contact de
deux corps.

Ainsi, fermez un œil et fixez avec l'autre les bouts du
pouce et de l'index que vous rapprochez lentement, vous
remarquerez qu'avant le contact, il se forme une espèce de
goutte entre les deux doigts, qui paraissent confluer l'un

vers l'autre. Ce phénomène est la conséquence de l'irrégularité du cristallin que nous venons d'étudier et qui empêche la formation d'images absolument nettes sur notre
rétine, et, par conséquent, la détermination exacte du moment où les deux doigts se touchent.

Il a été surtout question de ce phénomène lors de l'observation du passage de Vénus devant le soleil. On se de-
mandait comment il serait possible d'observer sous ces
conditions le moment exact où le disque de Vénus viendrait en contact apparent avec celui du soleil, et le moment
où les deux corps se sépareraient.

C'est alors M. GIRAUD-TEULON (1) qui, donnant l'explication du phénomène, indiqua en même temps le moyen
de le prévenir. On n'a qu'à se munir d'un trou sténopéique
pour que les contours deviennent nets et que l'observation
ne présente plus les difficultés mentionnées. Ainsi placez
devant votre œil une carte percée d'un trou à bords nets
d'environ 0,5 millimètres de diamètre, et vous verrez que la
goutte ne se formera plus entre vos deux doigts.

L'astigmatisme irrégulier change et augmente avec les
changements de structure du cristallin ; c'est ce qui arrive
surtout pendant la formation de la cataracte. Vous entendrez souvent des vieillards raconter que depuis un certain
temps les étoiles montrent plus de rayons et des rayons
plus longs, que tel et tel astre semble avoir des satellites
ou que la lune leur paraît multiple. Dans ces cas vous
pouvez presque toujours constater des opacités du cristallin à l'aide de l'éclairage oblique.

Après une opération de cataracte bien réussie, l'astigmatisme irrégulier disparaît, mais pour faire place dans
beaucoup de cas à un astigmatisme régulier provenant du
changement de forme que la cornée subit sous l'influence
de la cicatrisation de la plaie opératoire. Cet astigmatisme
peut cependant être corrigé dans la majorité des cas par

---

(1) *Ann. d'oculistique*, t. LXVIII, p. 39.

des verres cylindriques, tandis que pour l'astigmatisme irrégulier, il n'y a, en dehors de l'extraction du cristallin dans certain cas, aucun autre remède que le trou sténopéique.

HUITIÈME LEÇON.

Accommodation.

Messieurs,

Comme tout instrument d'optique, l'appareil dioptrique de l'œil ne pourrait fournir d'images nettes que pour des objets situés à une seule et même distance, s'il n'était pas susceptible de modification.

A l'état de repos, chaque œil présente le minimum de sa force réfringente. (Appelons-le r). Il est par conséquent adapté, comme nous l'avons dit, pour son punctum remotum.

Ainsi, l'œil emmétrope, à l'état de repos, est adapté pour des objets situés à l'infini, et ne peut pas voir nettement des objets rapprochés. Son r est $= o$. L'œil hypermétrope est adapté pour un point situé au-delà de l'infini, c'est-à-dire pour des rayons lumineux convergeant vers son punctum remotum (*négatif*) situé derrière lui, r est négatif ($- r$). L'œil myope, enfin, dont le punctum remotum est situé à une certaine distance en avant de lui, est adapté à cette distance. Son r est positif.

La cause pour laquelle l'œil, à l'état de repos, ne voit pas en deçà du punctum remotum, est qu'il a un appareil dioptrique *trop faible* pour réunir sur la rétine les rayons provenant d'un point plus rapproché. Prenons comme exemple un œil emmétrope (*fig.* 17).

Son punctum remotum étant à l'infini, cet œil est adapté aux rayons parallèles. Il ne verra pas plus près, par exemple à la distance du point P. Les rayons venus de P se réuni-

raient, comme vous voyez, derrière la rétine, en π. Pour
les réunir sur la rétine il faut, ou rendre parallèles les
rayons venus de P en divergeant, ou bien augmenter la
force réfringente de l'œil, de façon qu'il puisse les réunir
sur sa rétine en φ'' et non pas en π.

Mettons devant l'œil une lentille positive dont le foyer
est situé en P, et elle rendra parallèles les rayons venus

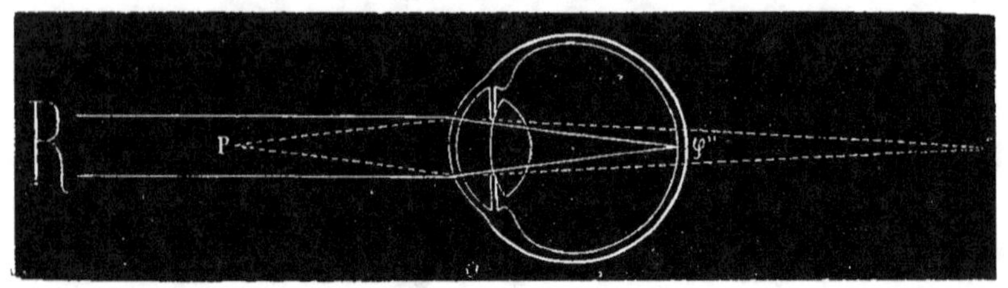

Fig. 17.

de P, comme s'ils provenaient de R, c'est-à-dire de l'infini. L'œil emmétrope verrait donc, à l'aide de cette lentille auxiliaire, aussi bien à la courte distance de P qu'il
voit sans lunette à l'infini.

Or, sans intermédiaire de lentille convexe, nous voyons
de près aussi bien que de loin. Nous remarquons cependant
qu'il nous faut un certain espace de temps, court, il est
vrai, mais en tout cas appréciable, pour passer de la fixation d'un objet éloigné à celle d'un objet rapproché. Nous
sentons même, surtout quand ce changement s'effectue
brusquement, que notre œil fait un certain effort.

Or, pendant ce moment, l'effort que nous sentons a ajouté
au système dioptrique la convexité nécessaire pour voir de
près. L'augmentation de la force réfringente nécessaire
pour changer l'adaptation de l'œil de R en P, augmentation
qu'avait produite la lentille convexe dans l'état de repos,
s'effectue maintenant dans l'œil même. C'est le cristallin
qui, vous le savez, subit un changement de forme pour produire l'accommodation de l'œil aux objets rapprochés.

Personne n'ignore, en effet, que l'accommodation est due

à une augmentation de convexité du cristallin. Les preuves en sont trop nombreuses et trop connues pour que j'aie besoin de vous les rappeler, et c'est un fait qui n'est contesté par aucun homme compétent.

Quant au mode de production de cette augmentation de courbure du cristallin, voici ce que les expériences ont démontré :

L'accommodation s'effectue à l'aide de la contraction du muscle ciliaire. Celui-ci est situé sous et dans le corps ciliaire. Il prend son origine dans le tissu de la choroïde et s'insère au bord du canal de Schlemm (S, *Fig.* 18), qui forme le point fixe quand le muscle se contracte. Par sa contraction, le muscle ciliaire fait avancer le corps ciliaire. La zone de Zinn, qui est attachée au corps ciliaire, est relâchée, et le cristallin, qui avait été plus ou moins aplati par la tension de la zone de Zinn, suit son élasticité et se rapproche davantage de la forme d'une sphère.

C'est surtout la face antérieure du cristallin qui devient plus convexe ; la face postérieure, enchâssée dans le corps vitré, conserve presque invariablement sa forme. De cette façon, le cristallin s'ajoute pour ainsi dire un ménisque positif qui a le même effet que la lentille convexe placée devant l'œil, c'est-à-dire d'augmenter la force réfringente.

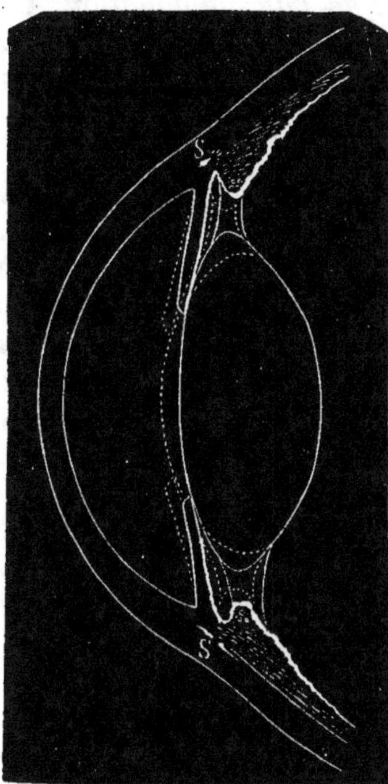

Fig. 18.— Les lignes pointillées correspondent à l'état d'accommodation.

S'il existait un muscle qui tendît davantage la zone de Zinn, il aplatirait le cristallin . Dans ce cas, il y aurait diminution de réfraction, ou, en d'autres termes, accommodation pour les objets lointains. Un tel muscle pourrait rendre de très grands services aux myopes, mais malheureusement il n'existe pas, il n'y a pas d'accommodation négative. Quand le cristallin s'aplatit pendant le relâchement de l'accommodation, il ne fait que s'abandonner à l'élasticité de la zone de Zinn. L'action du muscle ciliaire ne pouvant que faire bomber le cristallin, il n'y a accommodation *active* que pour le près.

Le point le plus rapproché pour lequel l'œil puisse s'accommoder s'appelle *punctum proximum*.

La distance entre le punctum remotum et le punctum proximum représente l'*espace de l'accommodation*. C'est l'espace que domine l'œil à l'aide de l'accommodation. La force nécessaire pour changer l'adaptation de l'œil au punctum remotum en adaptation au punctum proximum est l'*amplitude d'accommodation*.

Puisque l'accommodation a le même effet qu'une lentille convexe qui servirait à l'œil dépourvu d'accommodation pour voir à la distance du punctum proximum, on exprime l'accommodation par la lentille qui lui correspond. L'accommodation est donc égale à une lentille convexe qui donnerait aux rayons venant du punctum proximum la même direction que s'ils venaient du punctum remotum. Et quelle sera la force de cette lentille ?

Nous avons dit que pour l'œil emmétrope le foyer de la lentille doit coïncider avec le punctum proximum, puisqu'elle doit rendre parallèles les rayons qui proviennent de ce point. Sa distance focale est donc égale à la distance qui sépare le punctum proximum de l'œil. Soit cette distance 25 cent., la lentille aura une force réfringente de $\frac{100}{25} = 4\,D$; l'amplitude d'accommodation a de l'œil sera $= 4\,D$.

Toute cette force réfringente sert à adapter l'œil à des points positifs, situés en deçà de l'infini. Nous appelons cette force réfringente positive une fois pour toutes p. Nous pouvons donc mettre pour l'œil emmétrope :

$$a = p \dots\dots\dots\dots\dots\dots\dots\dots 1.)$$

Pour déterminer l'amplitude d'accommodation d'un œil emmétrope, on n'a donc qu'à chercher la plus petite distance à laquelle il puisse lire des caractères d'imprimerie fins (1). Cette distance est la distance focale correspondant à l'amplitude d'accommodation. Quand on divise 100 par cette distance exprimée en centimètres, on a le nombre de dioptries qui, pour l'emmétrope, désigne à la fois l'amplitude d'accommodation a et la force réfringente positive p.

Si vous êtes emmétrope et que vous regardiez au loin à travers un verre concave, vous éprouvez dans votre œil exactement la même fatigue que lorsque vous fixez un objet très-rapproché. En effet, le verre concave fait diverger les rayons parallèles qui semblent alors provenir d'un point très-rapproché, le foyer du verre. Et, pour voir à travers la lentille concave, l'œil doit mettre en jeu la même force accommodative que s'il regardait de près. Son accommodation doit vaincre l'influence de la lentille concave, en augmentant la force réfringente de l'œil précisément de la même quantité que la lentille négative la diminue.

Nous pourrions donc déterminer l'accommodation également à l'aide d'une lentille concave. La plus forte lentille négative à travers laquelle l'œil emmétrope voit encore nettement à l'infini mesure l'amplitude d'accommodation. Un œil emmétrope qui peut vaincre le n° 11 concave, en regardant au loin, a une amplitude d'accommodation de 11 D, et son punctum proximum est situé à $\frac{100}{11} = $ 9 cm, parce que la lentille concave fait diverger les rayons parallèles, de son foyer situé à 9 cm derrière elle.

L'accommodation des hypermétropes. — L'œil hypermétrope présente, à l'état de repos, un déficit de réfraction. Le r qui représente ce déficit est par conséquent négatif. Pour voir à l'infini, pour devenir emmétrope, l'hypermétrope a donc besoin d'une lentille convexe, ou d'un effort d'accommodation, égal à son défaut de réfraction r.

---

(1) Voir la leçon sur l'acuité visuelle. Optomètre pour déterminer l'acuité visuelle, la réfraction et l'accommodation.

Un hypermétrope qui désire voir à la même distance qu'un emmétrope doit ainsi employer une quantité d'accommodation r de plus que l'emmétrope. Dans l'expression de l'amplitude d'accommodation, la force nécessaire pour adapter l'œil hypermétrope à l'infini vient évidemment s'ajouter à celle qui change l'adaptation à l'infini en adaptation au punctum proximum. Nous écrivons donc pour l'hypermétropie :

$$a = p + r \dots\dots\dots\dots\dots\dots \quad 2.)$$

Quelle est l'amplitude d'accommodation d'un hypermétrope de 3 D dont le punctum proximum est situé à 20 cm? Il lui a fallu d'abord 3 D $= r$ pour se rendre emmétrope, et de plus l'effort qui adapte l'œil emmétrope à 20 cm., c'est-à-dire $\frac{100}{20} = 5$ D.

Son amplitude d'accommodation est donc :

$$a = 5 + 3 = 8 \text{ D}.$$

Jusqu'à quelle distance pourra lire un hypermétrope de 4 D qui dispose d'un pouvoir accommodateur de 7 D ? — De ces 7 D, il lui faut 4 pour voir à l'infini, restent 3 pour voir de près. Son punctum proximum est donc situé à $\frac{100}{3} = 33$ cm.

Notre équation 2 donne en effet $p = a - r$.

Vous voyez, Messieurs, que l'hypermétrope de 4 D, quoique disposant de 7 D d'amplitude d'accommodation, ne voit pas plus près qu'un emmétrope qui ne disposerait que de 3. Inversement, si un emmétrope et un hypermétrope voient à la même distance, ce dernier a une amplitude d'accommodation plus grande que le premier. Supposons qu'un hypermétrope de 5 D et un emmétrope aient tous les deux leur punctum proximum à 16 cent. Pour voir à cette distance, l'emmétrope a besoin de $\frac{100}{16} = 6$ D ; l'hypermétrope, de $6 + 5 = 11$ D.

L'accommodation des myopes. — Pour voir à la même distance qu'un emmétrope, l'œil myope a besoin de moins d'accommodation, parce que déjà à l'état de repos le myope est adapté à une distance définie pour laquelle l'emmétrope doit déjà accommoder. Pour trouver l'amplitude d'accommodation du myope, il faut donc soustraire la force réfringente $+ r$ dont celui-ci surpasse l'emmétrope, de celle, p, qui adapterait l'emmétrope au punctum proximum du myope :

$$a = p - r \ldots\ldots\ldots\ldots\ldots\ldots\ldots\ldots \quad 3.)$$

Un myope de 12 D qui voit jusqu'à 6 cm. ($p = \frac{100}{6} =$ 16 D) a une amplitude d'accommodation de $16 - 12 = 4$ D; et un myope de 4, 5 D qui dispose de 5,5 D d'amplitude d'accommodation a son punctum proximum à 10 cm., parce que la totalité de sa force réfringente positive se compose non-seulement de son amplitude d'accommodation, mais encore de sa myopie, ce qui donne ensemble $5,5 + 4,5 = 10$ D, auxquelles correspond une distance focale de 10 cent. ($p = a + r$).

La convérgence et le strabisme.

L'accommodation n'est pas le seul facteur qui entre en jeu dans la vision rapprochée, mais il faut encore tenir compte de la *convergence*.

Plus un objet est rapproché, plus l'accommodation et la convergence doivent être fortes pour que la vision nette et binoculaire soit possible. Pour le regard au loin, par contre, les deux efforts musculaires diminuent proportionnellement.

Ces actions simultanées du muscle de l'accommodation et des muscles droits internes, sont devenues si étroitement liées l'une à l'autre, qu'elles ne peuvent presque plus s'effectuer séparément; il est très-difficile de converger sans accommodation et d'accommoder sans convergence. Si l'on pouvait diriger les yeux parallèlement, comme pour voir au loin, et pourtant faire un effort d'accommodation, on réunirait les photographies stéréoscopiques en une seule image à l'œil nu, sans avoir besoin de stéréoscope. Mais cette expérience ne devient possible que par un exercice prolongé, et à un degré donné de convergence correspond ordinairement une quantité proportionnelle d'accommodation (1).

C'est pour cela que le punctum proximum pour un seul œil, le *punctum proximum monoculaire*, est un peu plus rapproché que le punctum proximum *binoculaire*. Un œil seul arrive à accommoder encore pour ce point rapproché, à l'aide d'une convergence exagérée pendant laquelle la ligne visuelle de l'autre œil passe en deçà du point fixé. A cette convergence exagérée correspond une accommodation plus élevée.

C'est grâce à cette relation intime qui relie l'accommodation et la convergence que se produit le plus souvent le *strabisme convergent des hypermétropes* et le *strabisme divergent des myopes*. DONDERS surtout a fait remarquer que la grande majorité des personnes atteintes de strabisme convergent sont hypermétropes, et que pour les degrés élevés d'hypermétropie le strabisme convergent devient presque la règle. DONDERS explique ce fait de la façon suivante : l'hypermétrope a toujours besoin d'accommodation; pour des objets rapprochés, cet effort devient de plus en plus difficile; involontairement, il a alors recours à un excès de convergence, parce qu'il parvient ainsi à accommoder pour un point plus rapproché. Mais puisqu'il converge plus

---

(1) La corrélation entre la convergence et l'accommodation n'est pourtant pas absolue. Les expériences de DONDERS ont prouvé que les deux yeux peuvent voir nettement à la fois un objet à une distance donnée, que l'on se serve ou non de verres légèrement concaves ou convexes. Par conséquent, sans changement de convergence, l'accommodation peut être modifiée. De même, en plaçant un prisme faible devant l'un des yeux, l'angle du prisme étant tourné soit en dedans, soit en dehors, on peut voir binoculairement également bien un objet à la même distance. Ce qui prouve que la convergence peut varier jusqu'à un certain point sans modifier l'accommodation. On appelle cette amplitude de l'accommodation possible pour la même convergence, l'amplitude d'accommodation relative.

que ne le demande l'objet fixé, il ne peut pas le voir des deux yeux à la fois; l'un ou l'autre est dévié en dedans ; et voilà le strabisme convergent préparé. Il devient habituel si l'hypermétrope continue à travailler de près sans suppléer à son accommodation par l'emploi des lunettes convexes. Un fait qui parle fortement en faveur de cette explication de l'origine du strabisme convergent, est que l'on arrive à guérir les cas récents par la simple correction de l'hypermétropie à l'aide de lunettes convexes.

DONDERS explique d'une façon analogue la tendance au *strabisme divergent* qu'on rencontre chez les *myopes*. L'intérêt du myope exige d'accommoder aussi peu que possible. Or, il arrive plus facilement à relâcher la totalité de son accommodation en évitant autant que possible la convergence. Quand il pousse cette tendance à l'excès, il finit par exclure un œil de la vision, et rend ses lignes visuelles presque parallèles pour regarder de près, divergentes pour voir au loin. Ainsi débute le strabisme divergent qui augmente surtout quand il siége toujours sur le même œil.

Peut-être le strabisme divergent n'est-il autre chose que l'exagération de l'insuffisance des droits internes, dont nous nous sommes entretenus dans la cinquième conférence, insuffisance qui n'est elle-même que le résultat de la fatigue de ces muscles.

NEUVIÈME LEÇON.

Influence de l'âge sur l'Amplitude d'accommodation; Presbyopie.

Messieurs,

Nous avons dit que l'accommodation dépend d'une part de la contraction du muscle ciliaire, d'autre part de l'élasticité du cristallin.

Avec l'âge le muscle ciliaire perd de sa contractilité et le cristallin de son élasticité.

Ces deux facteurs, la faiblesse du muscle ciliaire et la rigidité croissante du cristallin, ont nécessairement une influence fâcheuse sur l'accommodation.

Ce qu'il y a d'étrange dans cette diminution de la force accommodatrice, c'est qu'elle n'attend pas, pour se produire, la décrépitude pour ainsi dire physiologique du corps humain, qui constitue la vieillesse, mais qu'elle commence déjà à un âge où les autres facultés du corps vont encore en se développant. C'est déjà à partir de l'âge de dix ans que l'accommodation commence à s'affaiblir, que l'amplitude d'accommodation diminue.

DONDERS, qui a découvert ce fait et qui en a établi les lois, a donné un schéma qui représente *l'amplitude de l'accommodation aux différentes périodes de la vie* (Fig. 19).

Les chiffres placés sur le haut de la figure indiquent l'âge, ceux du côté gauche des dioptries.

La courbe *rr* correspond à la réfraction de l'œil à l'état de repos, c'est-à-dire à son *minimum* de réfraction.

Elle ne change pas, comme on le voit, jusqu'à l'âge de cinquante ans, mais à partir de cette époque, elle diminue : l'emmétrope devient hypermétrope, l'hypermétrope voit augmenter son hypermétropie, le myope perd de sa myopie et peut même, suivant le degré de celle-ci, devenir emmétrope ou hypermétrope.

La courbe *pp* indique la réfraction *positive* de l'œil, c'est-à-dire la force réfringente dont dispose l'œil pour

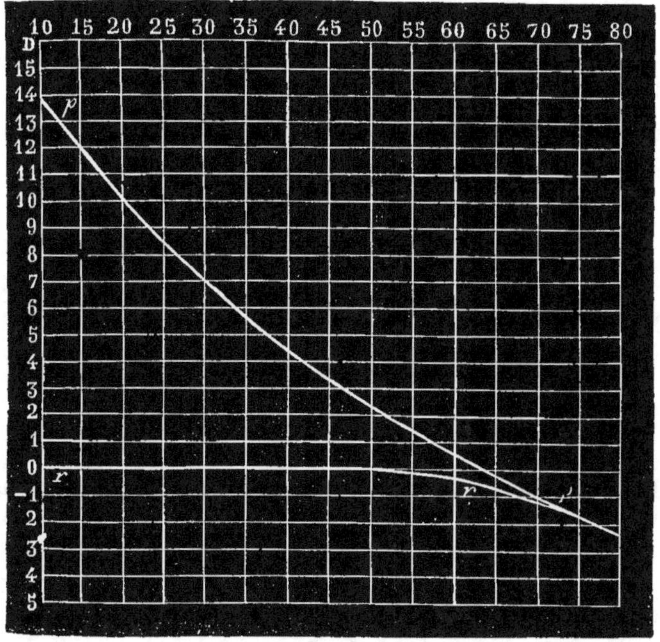

Fig. 19.

s'adapter à des points situés en deçà de l'infini. Elle diminue graduellement et devient même, à partir de l'âge de 65 ans, plus faible que n'était, pendant les années précédentes, la réfraction de l'œil dépourvu d'accommodation. Malgré cela, il y a encore de l'accommodation aussi longtemps que les deux courbes restent séparées l'une de l'autre. Elle ne cesse qu'à l'âge de 75 ans, où les deux courbes se confondent.

L'*amplitude d'accommodation* est évidemment représentée pour chaque âge par le nombre de dioptries compris entre les deux courbes, sur la ligne verticale correspondant à l'âge. De cette façon, nous obtenons pour l'amplitude d'accommodation le tableau suivant :

TABLEAU I.

Age.	Amplitude d'accommodation en dioptries. $a.$
10 ans	14.
15	12.
20	10.
25	8.5
30	7.
35	5.5
40	4.5
45	3.5
50	2.5
55	1.75
60	1.
65	0.75
70	0.25
75	0.00

L'amplitude d'accommodation est absolument la même pour l'amétropie que pour l'emmétropie, et les chiffres de notre série s'appliquent indifféremment à toutes les formes et à tous les degrés d'amétropie. L'amplitude d'accommodation, a, est pour tous la même. Mais p, la force réfringente positive de l'œil, n'est pas la même. Celle-ci est évidemment égale à la somme de la réfraction que présente l'œil à l'état de repos (r) et de celle qu'il peut s'ajouter à l'aide de son amplitude d'accommodation.

$$p = r + a.$$

Ce n'est que pour l'*emmétrope* que la force réfringente positive de l'œil est égale à l'amplitude d'accommodation

($p = a$), et cela seulement aussi longtemps que r est $= o$.

Dans l'*hypermétropie*, où r est négatif, p devient

$$p = a - r,$$

parce qu'une partie de l'amplitude d'accommodation sert à corriger l'hypermétropie.

Pour le *myope*, au contraire, r est *positif*, parce qu'à l'état de repos déjà il *représente* une quantité de réfraction positive ; la totalité de cette dernière devient donc dans ce cas $p = a + r$.

La distance du punctum proximum à l'œil est égale à la *distance focale correspondant à la totalité de la force réfringente positive (p.)*.

Il s'ensuit que, malgré l'égalité de l'amplitude d'accommodation, le punctum proximum n'est pas situé à la même distance de l'œil dans les différents états de réfraction. Avec une amplitude d'accommodation égale, le punctum proximum est toujours plus éloigné pour un hypermétrope que pour un emmétrope et pour un emmétrope que pour un myope.

La distance du punctum proximum correspond pour l'emmétrope à la distance focale de la lentille qui représente son amplitude d'accommodation, pour les raisons que nous venons d'exposer.

Voici donc cette distance à différents âges dans l'emmétropie :

TABLEAU II.

Années.	Amplitude d'acc.	Distance du punctum proximum.
10	14.	D. 7. cm.
15	12.	» 8. »
20	10.	» 10. »
25	8.5	» 11.7 »
30	7.	» 14. »
35	5.5	» 18. »
40	4.5	» 22. »
45	3.5	» 28.6 »
50	2.5	» 40.5 »

A 55 ans l'emmétrope commence à devenir hypermétrope et quand même à 60 ans il dispose encore d'une dioptrie d'accommodation, son punctum proximum n'est pas situé à 100 cm. parce qu'une partie de son accommodation lui sert pour corriger son hypermétropie acquise qui est égale à une 1/2 dioptrie. Avec cet effort son punctum proximum est seulement arrivé à l'infini. Il ne lui reste donc qu'une demi dioptrie pour ramener le punctum proximum de l'infini à une distance définie et celui-ci se trouve donc à $\frac{100}{0,5} = 200$ ᶜᵐ de l'œil.

Pour trouver la position du punctum proximum des amétropes, on n'a qu'à déterminer le p suivant les règles que nous venons d'indiquer, et sa distance focale donnera encore la distance du punctum proximum. Je veux dire que pour trouver la force réfringente positive des hypermétropes, il faut diminuer le p des emmétropes du nombre de dioptries qui représente l'hypermétropie, tandis qu'il faut y ajouter les dioptries qui constituent l'excès de réfraction des myopes.

Prenons un exemple : où se trouve le punctum proximum d'un hypermétrope de 3 dioptries à l'âge de 30 ans? Le p de l'emmétrope à cet âge est, selon le diagramme (*Fig.* 19) et selon notre tableau I, égal à 7 D. Diminuons le de 3 D, et le p de notre hypermétrope sera

$$7 - 3 = 4 \text{ D}$$

dont la distance focale est 25 cm. Voilà la distance cherchée. En effet l'amplitude d'accommodation de l'hypermétrope de 30 ans est la même, 7 D, que celle de l'emmétrope. Seulement le premier en emploie 3 pour neutraliser son défaut de réfraction. Il ne lui reste donc que 4 D de réfraction positive.

Mais quelle est la distance du punctum proximum d'un myope de deux dioptries, au même âge de 30 ans ?

Ce degré de myopie représente déjà une quantité de réfraction positive de 2 D ; à celle-ci viennent s'ajouter encore les 7 D d'amplitude d'accommodation qui correspondent à l'âge de 30 ans, soit $2 + 7 = 9$ D, ce qui donne $\frac{100}{9} = 11$ cm. pour la distance du punctum proximum ; ou selon notre règle : p de l'emmétrope étant $= 7$, celui du myope de 2 D est $= 7 + 2 = 9$ D, dont la distance focale $= 11$ cm.

La marche du punctum proximun est si régulière, qu'on pourrait, grâce à elle, déterminer l'âge avec assez de précision, en tenant compte de l'état de réfraction de l'œil.

<h3 style="text-align:center">Presbyopie.</h3>

En s'éloignant de plus en plus de l'œil, le punctum proximum doit nécessairement finir par dépasser la distance à laquelle on est habitué à lire et à écrire : cette distance est environ 22 à 24 cm. Dès que le punctum proximum a dépassé cette limite, nous sommes évidemment gênés dans nos occupations ; nous devons nous accoutumer à une nouvelle distance, plus grande, ce qui est toujours plus ou moins compliqué. Même à une époque où l'effort total de notre accommodation suffirait encore pour ramener le punctum proximum à la distance habituelle, mais non en deçà d'elle, le travail à cette distance devient très-fatigant, parce qu'il s'effectue à l'aide du maximum de contraction du muscle ciliaire.

L'état de l'œil où le punctum proximum dépasse la distance habituelle de la vision a évidemment son importance dans la pratique. C'est pour cela que DONDERS a donné à l'état de l'œil où le punctum proximum a dépassé 22 cm., un nom spécial : *Presbyopie* (de πρεσβυς), presbyopie parce que cette faiblesse de la vision est une conséquence de l'âge.

Vous voyez, Messieurs, que la définition de la presbyopie ne répond pas, comme les termes de myopie et d'hypermétropie, à un état nettement défini. La distance de 22 cm. qu'on a choisie pour point de départ de la presbyopie est évidemment plus ou moins arbitraire. On aurait pu choisir tout aussi bien 20 ou 30 cm., ou une autre distance. Car un homme qui est habitué à lire à 30 cm. n'est pas encore gêné par son défaut d'accommodation, il ne sent pas encore l'influence de l'âge, la presbyopie, quand son punctum proximum se trouve à 22 ou 24 cm., tandis qu'un autre qui rapproche davantage les objets à observer, qui travaille par exemple à 18 cm., arrive plus tôt à l'état de presbyopie, toutes choses égales du côté de la réfraction.

De plus, même en supposant que tout le monde se serve de préférence de la distance de 22 cm. pour ses menus travaux, il est évident que tout le monde ne deviendrait pas presbyte au même âge, parce que la presbyopie dépend de la position du punctum proximum, et que, comme nous venons de l'exposer, malgré l'égalité de l'amplitude d'accommodation, celle-ci varie, suivant l'état de réfraction de l'individu.

Mais enfin le terme de presbyopie est accepté et la pratique paraît s'en trouver bien. Nous ne ferons donc pas d'objection et nous examinerons ce que c'est que la presbyopie dans les différentes formes et les différents degrés d'amétropie et quels moyens nous avons pour la découvrir et la corriger.

Nous disions que la presbyopie est caractérisée par ce fait que le punctum proximum a dépassé 22 cm. Pour voir à cette distance, il faut évidemment $\frac{100}{22} = 4,5$ de force réfringente positive (p). Or, si l'œil ne voit plus à cette distance, c'est-à-dire lorsqu'il ne dispose plus de 4,5 D de réfraction positive, il faut évidemment augmenter sa réfraction à l'aide d'une lentille convexe, jusqu'à ce que p soit devenu = 4,5 D. Cette lentille sera donc la mesure du degré de la presbyopie. Nous pouvons donc compléter notre définition en disant que : *la presbyopie trouve son expression dans le nombre de dioptries qu'il faut ajouter à l'œil pour lui procurer une force réfringente positive de 4,5 D.*

Jetez un regard sur le schéma de Donders (fig. 19), ou sur notre tableau nᵒ I, et vous verrez que c'est à l'âge de 40 ans que l'œil emmétrope ne dispose plus que de 4,5 D et ne voit par conséquent plus en deçà de 22 cm. C'est donc à partir de cet âge que commence pour lui la presbyopie.

La presbyopie est, pour l'emmétrope, égale à la différence entre le nombre de dioptries qui représente sa force réfringente positive p et 4,5 D. C'est en même temps le numéro du verre de lunettes qu'il faut donner à l'emmétrope pour corriger sa presbyopie.

Nous obtenons donc, pour la presbyopie de l'œil emmétrope, le tableau suivant :

TABLEAU III.

Age.	p.	Presbyopie.			
40	4.5	4.5 — 4.5	= 0.	D.
45	3.5	4.5 — 3.5	= 1.	»
50	2.5	4.5 — 2.5	= 2.	»
55	1.5	4.5 — 1.5	= 3.	»
60	0.5	4.5 — 0.5	= 4.	»
65	0.	4.5 — 0.	= 4.5	»
70	1.	4.5 + 1.	= 5.5	»
75	1.5	4.5 + 1.5	= 6.	»
80	2.5	4.5 + 3.5	= 7.	»

p devient négatif à partir de l'âge de 65 ans parce que la courbe pp dépasse la ligne o du schéma. C'est pour cela qu'il faut *ajouter* la valeur de p à 4,5 pour obtenir le degré de la presbyopie.

Nulle à l'âge de 40 ans, la presbyopie augmente donc d'une dioptrie tous les cinq ans, jusqu'à l'âge de soixante ans. A partir de cette époque, elle augmente, tantôt d'une, tantôt d'une demi dioptrie dans le même temps.

Prenons, par exemple, un *emmétrope* de cinquante-cinq ans qui se plaint de l'insuffisance de sa vue. Quel numéro de lunettes lui donnerons-nous ? — Il a dépassé de quinze ans l'époque où commence la presbyopie, cela fait 3 × 5, et puisqu'il faut 1 D tous les cinq ans jusqu'à soixante ans, nous lui donnerons le numéro 3.

Un emmétrope qui lit jusqu'à 22 cm. à l'aide du numéro 2

a cinquante ans puisque les deux dioptries dont il a besoin pour se donner une réfraction positive de 4,5 D indiquent qu'il a dépassé de $2 \times 5 = 10$ ans l'âge de 40 ans où commence la presbyopie.

Au-delà de 60 ans, ce calcul ne peut plus être employé, et il faut se rapporter alors au tableau III. Ainsi, la presbyopie d'un emmétrope octogénaire ne sera pas de 8 D, mais sèulement de 7.

Pour les *amétropes* la presbyopie se calcule exactement de la même façon dès qu'on a corrigé l'amétropie, et le nombre de dioptries qu'il a fallu pour corriger l'amétropie, c'est-à-dire pour la changer en emmétropie, vient évidemment s'ajouter à celui qui corrige la presbyopie de l'emmétrope.

Prenons un *hypermétrope* de 2 D; quel numéro demande-t-il à l'âge de soixante ans pour voir à 22 cm.? Il lui faut d'abord 2 D pour corriger son hypermétropie, et de plus 4 D parce qu'il a dépassé de 4×5 ans, l'âge où commence la presbyopie, ce qui fait en somme 6 D.

Quel âge donnerez-vous à un hypermétrope de 3 D qui porte le numéro 9 pour voir nettement à 22 cm.? Retranchons d'abord les 3 D qui corrigent l'hypermétropie. Il nous reste 6 et le tableau III nous indique que 6 D de presbyopie correspondent à l'âge de soixante-quinze ans.

Mais s'il se présente un *myope* de 3 D, âgé de soixante-cinq ans, comment procéderons-nous pour lui indiquer rapidement un numéro de lunettes pour lire et écrire le soir? Nous nous disons : S'il était emmétrope, il lui faudrait 4,5 D, mais il est myope, et pour se rendre emmétrope il a besoin d'un verre concave de 3 D. Ces 3 D négatives combinées avec les 4,5 positives donnent $4,5 — 3 = 1,5$ D.

Vous voyez que, tandis que l'hypermétrope a toujours besoin de lunettes plus fortes que l'emmétrope pour corriger sa presbyopie, le myope demande des lunettes d'autant moins fortes que le degré de sa myopie est plus élevé.

En effet, prenons un myope de 4,5 D. Il ne deviendra pour ainsi dire jamais presbyte, parce que, même dépourvu d'accommodation, il dispose d'une force réfringente positive de 4,5 D, en d'autres termes, parce que son punctum remotum, auquel il est adapté à l'état de repos, est situé à 22 cm. Il n'a donc pas à craindre la presbyopie, au moins pas avant soixante-cinq ans, âge où la force réfringente diminue et où l'accommodation ne suffit plus pour la rendre aussi forte qu'elle était avant. (Voir le diagramme fig. 19 : *r* a dépassé la ligne *o*, et *p* ne l'atteint plus.)

Les personnes dont la myopie est plus forte que 4,5 D ont même besoin de verres concaves pour voir à 22 cm., parce que même à l'état de repos elles sont adaptées à moins de 22 cm., et, puisqu'il n'y a pas d'accommodation négative, il leur faut des lentilles négatives pour voir à 22 cm. ; en d'autres termes, leur réfraction étant toujours plus de 4,5 D, il faut toujours la diminuer pour la rendre = 4,5 D.

Un myope de 10 D aura besoin d'une lentille concave de $4,5 - 10 = -5,5$ D pour s'adapter à 22 cm. jusqu'à l'âge de soixante-cinq ans, quels que soient son âge et son amplitude d'accommodation. Sans accommodation, en effet, il est adapté à 10 cm., et ce n'est qu'à partir de soixante-cinq ans, âge où le punctum remotum s'éloigne considérablement de l'œil, qu'il aura besoin de lentilles concaves moins fortes ; mais au moins jamais ne lui faudra-t-il de lunettes convexes.

Je ne veux pas augmenter les exemples, Messieurs, et cela d'autant moins qu'en pratique il vaut beaucoup mieux déterminer directement le numéro des lunettes qui conviennent au presbyte pour voir à la distance habituelle de son travail, que de se limiter à la détermination théorique. Vous rencontrerez en effet souvent des personnes qui se contentent de lunettes plus faibles que celles qui correspondent à la définition de la presbyopie et au diagramme de Donders. C'est parce que tout le monde ne travaille pas à 22 cm.

Les considérations précédentes ont néanmoins leur importance pratique, parce qu'elles nous donnent des notions approximatives sur le choix des verres de lunettes, sur

l'âge et surtout sur l'amplitude d'accommodation du malade.
Ainsi, si vous trouvez un individu qui porte des lunettes
plus fortes que ne le demandent sa réfraction et son âge,
vous serez en droit de supposer un défaut d'accommodation
que vous constaterez alors directement de la façon indiquée
dans la dernière conférence.

Ne pensez pas, Messieurs, que nous nous soyons étendus
trop longuement sur l'accommodation et la presbyobie.
N'oubliez pas l'immense importance de la vision rapprochée dans nos pays civilisés. Ne croyez pas non plus qu'il
suffise en somme de choisir ou de faire choisir au client les
lunettes convexes qui lui conviennent le mieux pour voir
de près, en vous disant : S'il les prend trop faibles, il les
changera bientôt, s'il les prend trop fortes, elles n'en repo-
seront que mieux son accommodation. Non, Messieurs, il
y a un intérêt réel et éminemment pratique à se rendre
compte exactement de l'amplitude d'accommodation du
malade.

L'amplitude d'accommodation, en effet, est pour ainsi
dire le dynamomètre (la mesure de la force) du muscle ciliaire et celle-ci, à son tour, est l'indicateur le plus précis du
fonctionnement de la troisième paire des nerfs crâniens
qui est préposée en partie au muscle ciliaire. Un défaut dans
l'amplitude d'accommodation devient ainsi très-souvent le
symptôme le plus précieux et le plus sûr d'une paralysie
diphthéritique, rhumatismale, syphilitique ou d'une affection cérébrale dont le début nous aurait échappé sans la
détermination de la force accommodatrice.

DIXIÈME LEÇON.

Acuité visuelle.

Messieurs,

On confond assez souvent l'*acuité visuelle* et la *réfraction* de l'œil. Ce sont là deux choses très-différentes et qu'il faut bien distinguer l'une de l'autre, quoiqu'en pratique on ait coutume, et avec raison, de les déterminer ensemble.

La *réfraction* est simplement la fonction de l'*appareil dioptrique*, l'*acuité visuelle* est surtout une fonction de l'*appareil nerveux* de l'œil. La réfraction peut être absolument normale sans que l'œil voie, si son appareil nerveux ne fonctionne plus ; tandis que l'acuité visuelle peut être entière malgré de grandes anomalies de la réfraction, si ces dernières sont corrigibles.

On peut déterminer la réfraction sur tout œil, même sur l'œil mort ; l'acuité visuelle, par contre, ne peut être déterminée que sur le vivant, et encore faut-il que ce vivant puisse s'expliquer nettement sur les impressions lumineuses qu'il reçoit.

L'acuité visuelle est pour la rétine ce qu'est la sensibilité tactile pour la peau. Aussi détermine-t-on les deux fonctions d'une façon analogue : on cherche pour l'une et pour l'autre *le plus petit écartement sous lequel deux points puissent être perçus séparément.* Pour la peau, on se sert de la pression mécanique des deux pointes d'un compas ; pour la rétine, de l'impression produite par *l'image rétinienne de deux points lumineux.*

La détermination de l'acuité visuelle consiste donc dans

la détermination de la plus petite image rétinienne dont on puisse encore percevoir la forme.

Je vous prie, Messieurs, de remarquer cette restriction : Ce n'est pas simplement « *la plus petite image rétinienne perçue* » qui donne la mesure de l'acuité visuelle, mais celle dont la forme est encore reconnue. La plus petite image rétinienne, en effet, est un point dont la perceptibilité dépend uniquement de son intensité lumineuse. Un point lumineux mesure, par conséquent, non pas l'acuité visuelle, la distinction des formes, mais la perception lumineuse, la faculté que possède la rétine de distinguer les différences de clarté.

L'acuité visuelle correspondant à la faculté de la rétine de percevoir les formes, dépend de plusieurs facteurs :

1° avant tout *de la sensibilité rétinienne* ;

2° de l'*adaptation de la rétine* ;

3° de l'*éclairage général* ;

4° de la *netteté de l'image rétinienne* ;

5° de *son intensité lumineuse* ;

L'*adaptation* de l'œil à l'éclairage de l'espace dans lequel on opère est une condition dont il faut tenir compte dans toute expérience relative à la sensibilité rétinienne (distinction des formes, des différences de clarté, perception des couleurs). En passant d'un espace moins éclairé dans un espace plus éclairé, ou inversement, il faut un certain temps (vingt-cinq minutes environ) pour que la rétine se soit entièrement habituée à l'éclairage ambiant et soit en harmonie avec lui.

Quant à l'*éclairage général*, on sait que l'acuité visuelle varie avec lui ; jusqu'à un certain degré d'éclairage, comme celui d'une belle journée de soleil, les deux termes varient dans le même sens, et, pour la lumière du jour, on peut dire suivant le même rapport ; mais l'éclairage vient-il à dépasser une certaine limite d'intensité, l'acuité visuelle, au lieu d'augmenter, diminue.

La netteté de l'image rétinienne dépend essentiellement de la transparence des milieux dioptriques, de la régularité de leurs surfaces et de l'ajustement de l'œil à la distance de l'objet.

L'intensité lumineuse de l'image rétinienne dépend également de la transparence des milieux dioptriques. Elle est, en outre, proportionnelle à l'intensité lumineuse de l'objet et à la différence de clarté qui existe entre celui-ci et son fond.

Avant de commencer l'exploration des fonctions de la rétine, il faut donc se rendre compte de l'intensité de l'éclairage général, il faut la mesurer. Le plus simple photomètre est l'acuité visuelle d'un œil normal que nous pouvons, dans ces cas, considérer comme proportionnelle à l'éclairage.

Avant d'entreprendre l'examen de l'acuité visuelle d'un autre, nous déterminerons celle de notre œil et si, par exemple, elle est seulement 4/5 de ce qu'elle est ordinairement, nous aurions à multiplier par 5/4 le chiffre de l'acuité visuelle du sujet examiné pour avoir son acuité visuelle réelle.

On laissera de plus l'œil à examiner s'adapter à l'éclairage général, et on l'ajustera à la distance de l'objet témoin. On mettra enfin ce dernier dans les conditions les plus simples et les plus favorables pour être distingué en le choisissant noir sur fond blanc, ou blanc sur fond noir.

Les expériences de plusieurs auteurs ont prouvé qu'il faut, à deux points d'une image rétinienne, une distance d'environ 0,00436 mm. pour être distingués l'un de l'autre par la rétine. Cette image rétinienne correspond pour l'œil emmétrope type à un angle visuel de 1′.

C'est en se basant sur cette donnée que SNELLEN a construit ses échelles typographiques pour la détermination de l'acuité visuelle. Il a choisi comme objets témoins des lettres latines : des lettres, parce que ce sont les figures les plus répandues et que, malgré la variété de leurs formes, elles sont faciles à décrire ; des lettres latines, parce que ce sont les plus simples et les plus communes.

Ces caractères sont tous dessinés de manière à ce que,

pour être reconnus, ils exigent que l'œil puisse distinguer deux points séparés l'un de l'autre par un angle de 1' : la largeur des traits noirs qui forment la lettre, de même que celle des interlignes blancs, est juste $\frac{1}{5}$ du diamètre de la lettre entière.

Chaque série de lettres porte un numéro qui indique en mètres (autrefois en pieds de Paris) la distance à laquelle la lettre apparaît sous un angle de 5'. Or, pour que l'œil reconnaisse la lettre, il faut qu'il en distingue les interlignes ; ainsi pour distinguer le G de l'O il faut que l'œil distingue le blanc qui interrompt le cercle dans le G, il en est de même pour les lettres F et P, K et R, etc. Or, les interlignes correspondant au cinquième de la hauteur de la lettre tout entière, la distinction de la lettre exige donc, en effet, la perception d'une image rétinienne de 0,00436 mm.

Les échelles de Snellen contiennent un grand nombre de séries de lettres, correspondant à des distances de 32 cm. jusqu'à 60 mètres. Il résulte de ce que nous avons dit que l'œil qui distingue le n° 7 à 7 m. distingue le n° 10 à 10 m., le n° 60 à 60 m., etc. Il s'agit seulement de savoir quelle est la distance la plus convenable pour déterminer l'acuité visuelle.

Nous avons vu, dans la leçon sur la réfraction, quel grand avantage il y a à déterminer l'acuité visuelle et la réfraction tout ensemble.

Or, nous déterminons la réfraction à distance pour exclure l'accommodation autant que possible. Pour cela, il faut une distance d'au moins 5 à 6 mètres. Nous plaçons donc notre échelle à 6 m., et nous cherchons (successivement pour l'un et pour l'autre œil) quels sont les plus petits caractères qui sont distingués.

Pour voir à cette distance sans accommodation, il faut que l'œil soit emmétrope. S'il ne l'est pas, nous le rendrons emmétrope à l'aide d'une lentille correctrice. La lentille correctrice indique alors le degré de l'*amétropie*, la série des caractères distingués *l'acuité visuelle*.

Ainsi un œil normal doit distinguer à 6 m. toutes les

lettres du n° 6. S'il distingue seulement le n° 12, série qui devrait être lue à une distance de 12 m., parce que les caractères en sont deux fois plus grands, son acuité visuelle est seulement la moitié de la normale ($\frac{6}{12}$). Pour que le même œil reconnaisse les lettres n° 6, il faudrait les rapprocher jusqu'à 3 m. — S'il distingue le n° 7 à 6 m., son acuité visuelle est $\frac{6}{7}$; mais s'il voit non-seulement le n° 6, mais même le n° 4 à 6 m., numéro qu'il aurait le droit de rapprocher jusqu'à 4 m., son acuité visuelle est évidemment plus que normale, elle est de $\frac{6}{4}$.

Ce cas n'est pas rare. Vous trouverez beaucoup de jeunes gens qui jouissent d'une vue supérieure à celle que Snellen a admise comme normale. En effet, cette dernière n'est pas l'acuité visuelle *maxima*, elle est la *moyenne* de l'acuité visuelle des différents âges. L'acuité visuelle maxima, s'il était possible de la trouver, ne pourrait du reste pas même servir en pratique où il nous faut la limite au-delà de laquelle un œil doit être considéré comme anormal, en d'autres termes, l'acuité visuelle normale, et non pas maxima.

Vous avez pu voir, Messieurs, que l'acuité visuelle est toujours représentée par une fraction dont le dénominateur est égal à la distance à laquelle les caractères devaient être distingués, le numérateur à celle où les caractères sont lus dans le cas examiné. Appelons la première D, la deuxième d et l'acuité visuelle V, et nous pouvons écrire : $V = \dfrac{d}{D}$.

Lorsque l'acuité visuelle n'est pas suffisante à l'œil nu, nous pensons d'abord à une anomalie de la réfraction et nous tâchons de la corriger.

Un individu qui, avec le verre convexe 2, lit à 6 m. le n° 8, a une hypermétropie de 2 D et une $V = \frac{6}{8}$.

Un autre qui, à la même distance, lit avec — 3 le n° 10 aura une myopie 3 D et une $V = \frac{6}{10}$.

Pour les personnes qui ne savent pas lire, Snellen a donné des figures ressemblant à des **E** et qui sont dessinées d'après le même principe que ses lettres. Ce sont des carrés dont un côté manque. Le sujet doit alors nous indiquer de quel côté la figure est ouverte. De cette façon on peut examiner facilement l'acuité visuelle des enfants ou des gens dont l'intelligence est moins développée, même des muets qui indiquent alors, avec la main, de quel côté la figure est ouverte.

Il est évident qu'au lieu d'examiner l'acuité visuelle à l'aide de figures de grandeurs différentes, placées à une distance constante, on pourrait laisser constante la grandeur de l'objet témoin et varier la distance. Ainsi une seule série de lettres suffirait pour la détermination de V. Prenons, par exemple, le n° 6 des échelles de SNELLEN. L'individu qui le lit à 6 m. a une acuité visuelle normale. Si nous devons nous rapprocher jusqu'à 4 m. pour que les caractères soient distingués, V sera $= \frac{4}{6}$, etc., selon notre formule $V = \dfrac{d}{D}$.

Un seul des **E** de SNELLEN suffirait pour déterminer la vision. Au lieu de varier sa grandeur, on varierait la distance, et pour avoir des formes différentes, on changerait la direction de la figure. Ce procédé est commode dans les cas où l'on n'a pas toute l'échelle typographique sous la main, mais il est inférieur à l'autre dans tous les cas où il faut rapprocher la figure en deçà de 4 m. parce qu'alors l'accommodation vient troubler l'expérience.

Mais la combinaison des deux procédés, variation de la grandeur des objets témoins et variation de leur distance à l'œil, augmente considérablement l'exactitude de l'examen de l'acuité visuelle. Si nous avons trouvé la série des lettres qui est encore nettement distinguée à une distance donnée, nous pouvons essayer si en éloignant le tableau de quelques centimètres, l'œil continue à les distinguer : par exemple, un œil voit le n° 5 à 6 m., mais qu'il le distingue encore à 30 cent. plus loin V, sera non-seulement de $\frac{5}{6}$, mais de $\frac{53}{60}$.

Les échelles de Snellen, bien qu'étant les plus répandues,

ne sont cependant pas les seules qui aient été construites pour la détermination de l'acuité visuelle à distance.

En effet, le principe de l'acuité visuelle donné, il était facile de faire imprimer des lettres-témoins latines et gothiques, noires et coloriées,etc. Malgré tout, les échelles de Snellen sont restées les plus répandues et les meilleures, et il serait vraiment à désirer qu'on n'augmentât pas inutilement le nombre des échelles-témoins, pour avoir une *unité* de comparaison dans tous les pays du monde,de sorte que les expériences faites à différents endroits soient toutes comparables entre elles.

Les seules lettres-témoins qui nous paraissent avoir une valeur à côté de celles de Snellen sont celles de Monoyer. Ces dernières s'appuient sur le même principe que celles de Snellen, mais elles sont construites de manière à ce que les différents numéros des lettres, reconnues à une distance de 5 mètres, correspondent à des différences de 1/10 dans l'acuité visuelle. Celle-ci alors, au lieu de s'exprimer en fractions quelconques, comme 5/6, 3/8, etc., s'exprime en fractions *décimales* : 0, 1, — 0,2, — 0,3, — 0,4, — etc., jusqu'à 1 ; ce qui facilite beaucoup la comparaison. Il serait seulement à désirer qu'elles eussent encore des caractères plus petits que ceux qui correspondent à l'acuité visuelle moyenne. Nous en avons vu plus haut les raisons.

Vous avez remarqué, Messieurs, que la méthode de déterminer l'acuité visuelle en même temps que la réfraction et à distance est très-simple et très-pratique. Mais elle est non-seulement pratique et simple, elle est aussi éminemment *rationnelle.* En effet, elle exclut, au moins pour la plus grande part, l'accommodation et,comme nous verrons, elle permet de rendre égales les images rétiniennes des amétropes et celles des emmétropes.

Ce dernier avantage est capital, et pour vous le faire apprécier, je dois vous dire quelques mots de l'*influence des verres correcteurs sur l'acuité visuelle.* C'est un fait d'observation vulgaire que les verres convexes grossissent et que les verres concaves rapetissent. On pourrait donc supposer que les hypermétropes, à l'aide de leurs verres correcteurs, obtiennent des images rétiniennes plus grandes que les emmétropes et les myopes, et que ces derniers, au contraire, reçoivent des images plus petites. Les verres correcteurs viendraient donc troubler complétement les résultats de nos déterminations de l'acuité visuelle, en en changeant la condition fondamentale, l'égalité des images rétiniennes provenant des mêmes objets.

Mais, d'autre part, il est facile de concevoir qu'un œil court doit, toutes choses égales d'ailleurs, recevoir des images plus petites qu'un œil long. La petitesse de l'œil hypermétrope a donc sur l'acuité visuelle l'effet inverse de celui qu'a sa lentille correctrice, et la longueur de l'axe de l'œil myope, l'effet inverse de celui des lentilles concaves dont il a besoin. Il s'agit seulement de déterminer laquelle des deux influences l'emporte sur l'autre.

C'est une question très-importante en pratique, que celle de savoir si nous sommes en droit de demander à l'hypermétrope une acuité visuelle supérieure à celle de l'emmétrope parce qu'il se sert de lentilles grossissantes tandis que l'autre voit à l'œil nu, ou si, au contraire, une acuité visuelle inférieure de la part de l'hypermétrope correspond néanmoins à une perception rétinienne normale parce que l'hypermétrope obtient des images rétiniennes plus petites à cause de la brièveté de son œil.

Au contraire, un myope qui, après la correction de son amétropie, lit exactement les mêmes lettres que l'emmétrope à la même distance, a-t-il une acuité visuelle supérieure à celle de ce dernier parce qu'il les distingue *malgré* l'effet rapetissant de sa lentille, ou bien faut-il considérer son acuité visuelle comme défectueuse et chercher une affection du fond de l'œil, parce qu'en raison de la longueur du globe oculaire myope, les images rétiniennes sont plus grandes et devraient donner une acuité visuelle supérieure à celle de l'emmétrope?

Cette question ne peut être résolue qu'à l'aide du calcul; mais le but essentiellement pratique de nos conférences m'obligeant à m'abstenir autant que possible de déductions mathématiques, je ne puis ici que vous donner les résultats des recherches qui ont été faites par KNAPP, DONDERS, WOINOW, MAUTHNER et nous-même, résultats qui concordent parfaitement entre eux. Voici les conclusions auxquelles nous sommes arrivés :

Vous vous rappelez, d'après notre première leçon sur la réfraction, que l'on peut corriger l'amétropie par différentes lentilles, suivant qu'on les place à une distance plus ou moins grande de l'œil. Or, dès que la lentille correctrice d'une amétropie axile se trouve *dans le foyer antérieur de l'œil, à 15 millimètres en avant de la cornée,* là où sont généralement placés les verres de lunettes, l'*image rétinienne de l'amétrope devient égale à celle de l'emmétrope.* Par contre, si on corrige l'hypermétropie par un verre convexe plus fort placé plus près de la cornée, l'image rétinienne devient plus petite ; elle devient plus grande si l'on emploie un verre plus faible que l'on éloigne du point indiqué. Un effet analogue se produit pour la myopie : ici, l'influence rapetissante de la lentille correctrice se fait sentir à mesure qu'elle dépasse le foyer antérieur de l'œil, tandis que l'influence grossissante de la longueur de l'œil l'emporte quand la lentille correctrice se trouve plus rapprochée de ce dernier.

J'ai pu vérifier ce fait de la façon la plus concluante, d'abord à l'aide de mon œil artificiel (1), d'autre part avec mes propres yeux, dont l'un est emmétrope et l'autre hypermétrope ; de cette façon je suis à même de comparer directement la grandeur des images rétiniennes que reçoit l'œil hypermétrope par différentes corrections, avec celles de l'œil emmétrope.

Les considérations qui précèdent suffisent à démontrer les avantages incontestables de la détermination de l'acuité visuelle à longue distance. Mais devons-nous pour cela

____

(1) *L'introduction du système métrique dans l'ophthalmologie*, p. 24, Paris.

exclure d'une manière absolue l'examen à courte distance ?
Je ne le pense pas, pourvu qu'on tienne alors compte de
différents points importants qui ont été négligés, en partie
au moins, jusqu'à présent par tous ceux qui ont cherché à
déterminer l'acuité visuelle de cette dernière façon.

1° D'abord on ne doit pas employer pour ce but des
morceaux de lecture, parce que la lecture n'est pas une
épreuve certaine de l'acuité visuelle. Les personnes qui
ont l'habitude de lire devinent plutôt les mots par leur
aspect général et leurs relations avec les mots voisins,
tandis que les gens peu instruits déchiffrent les lettres
l'une après l'autre. Ces derniers se trouvent donc, compara-
tivement aux premiers, dans des conditions défavorables.

Il faut donc, si l'on veut déterminer l'acuité visuelle à
courte distance, choisir des lettres isolées, construites selon
le même principe que les grandes lettres témoins.

Il faut évidemment aussi faire les examens toujours à la
même distance si l'on veut obtenir des résultats exacts et
comparables entre eux.

2° De plus, chose capitale, la vision rapprochée se fait
d'une façon tout-à-fait différente suivant l'état de réfraction
de l'œil.

Prenons, par exemple, une distance de 22 cm. Le jeune
emmétrope verra à cette distance à l'aide de son accommodation, le presbyte et l'hypermétrope à l'aide d'un verre
convexe plus ou moins fort, suivant la force de leur accommodation et le degré de leur amétropie. Le myope dont le
punctum remotum est situé au delà des 22 cm, aura également besoin d'un léger effort accommodateur ; un myope
de 4,5 D sera seul à voir sans accommodation et sans verre
correcteur, tandis que les degrés plus élevés de myopie de-
manderaient des lentilles concaves pour voir à 22 cm. Ces
différents modes de vision entraînent des différences très-
notables dans la grandeur des images rétiniennes. Vous
avez beau vous servir des mêmes objets témoins et les placer
exactement à la même distance, l'emmétrope accommodé en
recevra des images rétiniennes plus petites que le presbyte

et celui-ci (s'il n'est pas complétement dépourvu d'accommodation) des images rétiniennes plus petites que le myope de 4,5 D.

Votre détermination est donc fausse, puisque ce qui en fait la base, c'est-à-dire la grandeur de l'image rétinienne, est changé dans les différents cas. L'égalité de la grandeur des images rétiniennes est, en effet, la condition « *sine qua non* » de la détermination de l'acuité visuelle.

De plus, en opérant ainsi, vous ne déterminerez pas davantage l'état de réfraction de l'œil. La méthode souvent pratiquée de faire lire à l'individu de petits morceaux d'imprimerie est donc absolument vicieuse et insuffisante pour déterminer l'acuité visuelle.

Il est cependant possible de réunir dans la vision rapprochée les mêmes avantages que dans la vision à distance : égalité de grandeur des images rétiniennes, exclusion de l'accommodation, détermination simultanée de la réfraction, de l'accommodation et de l'acuité visuelle. Voici comment on devra procéder.

Nous plaçons nos objets-témoins par exemple à une distance de 23 centimètres (exactement 233 millimètres) en avant de la cornée de l'œil, soit à 22 centimètres de son foyer antérieur qui se trouve à 13 millimètres en avant de la cornée, et nous supposons l'œil dépourvu d'accommodation Il n'y aura donc que le myope dont le punctum remotum est situé à 23 centimètres, qui puisse voir nettement à cette distance. Pour voir à l'infini, son verre correcteur, placé à 13 millimètres en avant de l'œil, où se trouvent les verres de lunettes en général, doit avoir 22 centimètres de distance focale, donc 4,5 D de force réfringente.

Pour faire voir les objets-témoins aux yeux ayant un autre état de réfraction, nous aurons recours non à l'accommodation, mais à des lentilles convexes que nous placerons à 13 millimètres en avant de la cornée. Nous donnerons pour ainsi dire à tous les yeux une myopie de 4,5 D ; l'emmétrope aura besoin pour cela du n° 4, 5 convexe, qui rendra parallèles les rayons provenant de 22 centimètres en avant de la lentille ; l'hypermétrope demandera une lentille plus forte que celle de l'emmétrope, plus forte du degré de son hypermétropie.

Un hypermétrope de 2 D aura besoin de 6,5 D, c'est-à-dire de 2 D pour se rendre emmétrope, et de 4,5 D pour s'adapter à la distance de 22 centimètres. Un individu qui verra avec convexe 7,5 aura une hypermétropie de 7,5—4,5 = 3 D. Le myope jusqu'au degré de 4,5 D exigera un verre convexe de 4, 5 D, diminué du degré de sa myopie. Prenons, par exemple, un myope de 1 D ; s'il était emmétrope il aurait besoin de + 4, 5 D, mais il ne lui en faut pas autant, puisque sa myopie consiste déjà en un surplus de 1 D de force réfringente. Il demandera donc seulement 4,5 — 1 = 3, 5 D pour voir à la distance des objets témoins.

Un amétrope qui verra avec + 0,5 sera myope, parcequ'il voit avec une lentille convexe plus faible que l'emmétrope, et sa myopie sera 4,5—0,5 = 4 D.

L'individu qui voit sans verre aura, comme nous l'avons dit, une myopie de 4,5—0 = 4,5 D.

Les myopes au-delà de 4,5 D, par contre, auront besoin de lentilles concaves dont le numéro ajouté à 4,5 D, donnera le degré de la myopie. Ainsi, un œil qui ne verra nos objets-témoins rapprochés qu'à l'aide du numéro 2 concave, aura une myopie de 2+4,5 = 6,5 D ; puisqu'en voyant sans verre il aurait un excès de réfraction de 4,5 D ; s'il lui faut de plus 2 D concaves, cela prouve que sa réfraction est encore de 2 D trop élevée.

Vous voyez, Messieurs, que, de cette façon, on détermine aisément la réfraction, mais cette méthode a encore un autre grand avantage, c'est de procurer aux yeux de réfraction différente des *images rétiniennes de grandeur égale*. Seulement, elle exige, comme toute détermination de la réfraction, que l'accommodation soit relâchée et que la lentille correctrice se trouve dans le foyer antérieur de l'œil, à 13 millimètres environ en avant de sa cornée.

Dans ce cas, en effet, les images rétiniennes des amétropes axiles et celles des emmétropes deviennent encore égales. Elles ne sont plus celles que les mêmes yeux reçoivent à l'aide de la correction pour la vision éloignée, c'est-à-dire, celles de l'emmétrope à l'état de repos ; mais elles sont égales à celles de l'œil myope axile, dont le punctum remotum est situé à la distance choisie.

Une autre question qui se présente tout naturellement après ces considérations est celle-ci : de quelle grandeur doit être l'objet témoin qui correspond dans notre méthode à l'acuité visuelle normale, c'est-à-dire dont l'image rétinienne ait une grandeur de 0,00436 millimètres. Pour fournir une image si petite à un œil myope de 4,5 D ou à un œil emmétrope muni d'un verre convexe, et de plus à une si courte distance, l'objet ne doit pas être grand. Le calcul donne en effet seulement 0,0645 millimètres pour la distance entre deux points de l'objet, donc 0,32 millimètres pour la hauteur totale de la lettre que l'œil, doué d'une acuité visuelle moyenne, doit distinguer à 23 centimètres. Il faudrait pour cela réduire les grandes échelles typographiques par la photographie, ou, ce qui vaudrait mieux, en produire une image réduite à l'aide d'une lentille convexe.

Remarquez, Messieurs, que l'angle qui correspond à l'image rétinienne type de 0,00436 mm pour l'œil myope ou rendu myope de 4,5 D par une lentille convexe ou concave, ne correspond plus à 1′ mais à 55″. Voici pourquoi, il nous semble plus rationnel de prendre comme base et mesure de l'acuité visuelle, non l'*angle visuel*, mais l'*image rétinienne*.

Cette méthode, comme toute méthode servant à déterminer la réfraction, exige que l'accommodation soit annulée.

Et, abstraction faite de l'emploi de l'atropine, il doit être plus difficile d'exclure l'accommodation dans la vision rapprochée que dans l'examen au loin.

Nous avons vu, en effet, dans la dernière conférence, que l'hypermétrope se sert du rapport intime qui relie l'accommodation à la convergence pour augmenter son accommodation en convergeant davantage. Nous pouvons nous servir du même principe employé en sens inverse. C'est-à-dire que nous pouvons diminuer, sinon annuler, l'accommodation en annulant la convergence. Donnons aux yeux une position parallèle à l'aide du principe que M. JAVAL a employé dans son astigmomètre. Plaçons nos objets témoins dans un stéréoscope de la longueur voulue et dépourvu de prismes. Devant l'œil à examiner se trouvent les objets témoins entourés d'un cercle, devant l'autre œil un champ noir sur lequel sera tracé un cercle égal. Lorsque les champs seront réunis stéréoscopiquement, les deux cercles se superposeront, et les deux yeux étant dirigés parallèlement, l'accommodation sera relâchée.

Notre méthode aurait encore l'autre avantage de rendre invariable la distance de la lentille et celle des objets témoins à l'œil. Ce dernier point est, en effet, de la plus haute importance dans la détermination de l'acuité visuelle à courte distance. De petits changements de distances entraînent ici des différences bien plus grandes de l'image rétinienne que des écarts plus considérables de la distance des objets témoins dans la détermination au loin.

A certains titres pourtant, notre méthode serait préférable à cette dernière. Elle nous dispenserait d'un grand espace pour la détermination de l'acuité visuelle et de la réfraction et nous faciliterait beaucoup là constance de l'éclairage. L'intérieur d'un stéréoscope serait, en effet, facile à éclairer avec une lumière normale et invariable, en même temps en excluant l'influence de toute autre source lumineuse. Ainsi des fenêtres placées derrière le sujet examiné gênent souvent considérablement sa vue en se réfléchissant dans la lentille correctrice.

Outre cela, cette méthode pourrait encore servir à d'autres déterminations. De même que la plus forte lentille convexe ou la plus faible concave avec laquelle l'œil distingue les plus petits caractères et atteint son maximum d'acuité visuelle, donne la *réfraction*, de même la plus forte lentille concave ou la plus faible convexe donnerait la *puissance de l'accommodation*. En effet, en distinguant les lettres sans lentille, l'œil emmétrope met en jeu 4,5 D d'accommodation. Mais lorsqu'il les voit encore à travers la lentille — 1 qui exige, pour être neutralisée, un effort d'accommodation d'une D, il dispose de 1 + 4,5. = 5,5 D.

L'hypermétrope de 2 D qui conserve le maximum de son acuité visuelle à cette distance malgré une lentille négative de 3 D aurait une force accommodative de 2 + 4,5 + 3 = 9,5 D.

Un myope de 3 D qui voit avec — 5 aura une amplitude d'accommodation de 4,5 — 3 + 5 = 6,5 D. Vu le degré de sa myopie, il lui faut seulement 4,5 — 3 = 1,5 D pour voir à 24 cm, il n'a donc à mettre en jeu que 1,5 + 5 D.

Le myope de 5 D qui voit encore avec — 6 la même chose qu'avec — 0,5, aura une amplitude d'accommodation de 4,5 — 5 + 6 = 5,5 D. Pour voir à 24 cm. il ne lui faut pas 4,5 D mais, au contraire, 5,5 — 5 = 0,5 concave ; une demi-dioptrie des 6 que contient la lentille que nous lui avons donnée sert donc à corriger l'excès de sa myopie, et les autres 5,5 D sont seules employées à neutraliser son accommodation.

Je ne veux pas augmenter les exemples et les explications, ce qui ne serait en réalité qu'une répétition. Je tenais seulement à vous montrer, Messieurs, que notre procédé nous servirait en même temps à déterminer l'*amplitude d'accommodation*. Pour l'examen de l'accommodation on devra placer les objets témoins au milieu de la base de l'optomètre et fermer l'œil non examiné.

Laissons la série de nos lettres témoins à la distance de 23 cm., et elles nous serviront encore à déterminer la *presbyopie,* nous nous rappelons la définition que nous avons donnée de cette infirmité : La presbyopie est l'état de l'œil dans lequel celui-ci ne voit plus jusqu'à 23 centimètres, en d'autres termes ne dispose plus de 4,5 D de force réfringente positive. Tandis que les lentilles convexes les plus fortes nous donnent la réfraction de l'œil, les lentilles concaves, l'amplitude d'accommodation, les verres convexes les plus faibles nous donnent, directement et sans réduction, le degré de presbyopie.

Un œil qui voit sans lunettes les lettres témoins n'est pas presbyte. Un œil qui demande 2 d à une presbyopie de 2 d, un autre qui demande 4 d à une presbyopie de 4 d, etc. Je n'ai plus besoin de revenir à cette détermination dont nous avons parlé la dernière fois.

Cette méthode de déterminer l'acuité visuelle n'a pas encore servi en pratique, et tous ceux qui ont déterminé l'acuité visuelle à l'aide de morceaux de lecture ou de petites lettres ne se sont pas rendu compte des conditions que je viens de vous exposer, et qui, seules, rendent les déterminations exactes.

Les morceaux de lecture, il est vrai, sont très-répandus et servent généralement à la détermination rapide de la presbyopie, puisqu'en somme ce qu'on désire est seulement de donner au client des lunettes qui lui permettent de lire son journal et de faire ses petits travaux sans fatigue. Pour cela les morceaux de lecture suffisent pleinement. Les meilleurs sont ceux que Jæger (de Vienne) a édités dans toutes les langues civilisées et qui se distinguent par l'exactitude de leur exécution. Les types de Snellen contiennent également d'excellents morceaux de lecture dont nous nous servons tous les jours dans notre pratique.

ONZIÈME LEÇON.

Exemples pratiques de détermination de la réfraction, de l'accommodation et de l'acuité visuelle.

Messieurs,

Nous connaissons maintenant les principes qui doivent nous guider dans la détermination de la réfraction, de l'accommodation et de l'acuité visuelle. Permettez-moi de vous présenter aujourd'hui quelques exemples cliniques ; cela dans un double but, d'abord de vous montrer directement l'application des notions fondamentales que je vous ai exposées dans les conférences précédentes, et ensuite de vous donner, chemin faisant, certaines indications pratiques qui n'ont pu trouver place dans notre bref exposé théorique.

Nous ferons toujours précéder l'examen visuel d'une *inspection générale* du malade, en dirigeant notre attention surtout sur la *configuration de la face et du crâne*, sur la *distance entre les deux yeux* et leur *position réciproque*, sur la *transparence des milieux dioptriques*, sur le *diamètre* et *la mobilité de la pupille*, et principalement sur la *longueur du globe oculaire*.

La *configuration du crâne* peut nous donner, dans certains cas, des indications sur l'état de la réfraction de l'œil, en ce sens que des figures aplaties laissent supposer de l'hypermétropie, tandis qu'on rencontre certaines formes de myopie plutôt chez des personnes à tête allongée ; mais un signe plus précieux que ceux-ci est l'asymétrie du crâne qui est presque invariablement accompagnée d'astigmatisme. (Voir leçon VII).

La *distance entre les deux yeux* nous intéresse pour le cas où nous avons à ordonner des lunettes au malade. Il est en effet très-important de donner aux verres de lunettes une distance correspondante à celle des yeux, distance égale à cette dernière pour les lunettes destinées à voir au loin, distance plus petite pour les lunettes servant à la vision rapprochée. De plus, nous avons déjà vu dans notre deuxième leçon que c'est au point de vue de l'insuffisance des muscles droits internes et par conséquent de l'asthénopie que l'écartement des deux yeux mérite notre attention.

C'est pour la même raison que nous devons examiner la *direction des yeux*, un haut degré d'insuffisance s'accusant souvent par une légère divergence ou convergence des axes visuels. Nous examinerons, du reste, rapidement l'équilibre des muscles droits internes et externes à l'aide de la fixation isolée de notre doigt indicateur, comme nous l'avons expliqué dans la cinquième conférence. Un strabisme convergent fera présumer l'existence de l'hypermétropie, le strabisme divergent, celle de la myopie.

Des *troubles des milieux réfringents*, taies de la cornée, dépôts sur la capsule antérieure du cristallin, commencement de cataracte, etc., nous défendront d'espérer une acuité visuelle parfaite, malgré la correction de l'amétropie.

Le *diamètre et la mobilité de la pupille* nous renseigneront sur l'état de l'accommodation.

Mais les indications les plus précieuses nous viendront de l'examen de la *longueur de l'œil*, comme nous l'avons déjà indiqué au commencement de nos conférences sur la réfraction.

Après cette inspection qui, avec une certaine habitude, peut être terminée en trois minutes, nous ferons asseoir le malade, le dos contre le jour, en face de l'échelle typographique, placée à 5 mètres au moins sur le mur opposé à la

lumière et nous procéderons à l'examen de la *réfraction*
et de l'*acuité visuelle* des deux yeux, l'un après l'autre.

Je commence toujours par le meilleur œil, celui-ci nous
donnant des indications plus précises et, dans beaucoup
de cas, sinon le degré, au moins la nature de l'amétropie de l'autre œil. Nous faisons donc couvrir d'un écran
l'œil que le patient nous indique comme le moins bon. Ce
simple procédé est déjà assez important : d'abord, parce
qu'il faut que l'œil soit complétement exclu de l'acte visuel,
ce dont on n'est jamais sûr quand le malade couvre son
œil avec la main qui lui permet souvent de regarder entre
les doigts ou à travers une fente laissée ouverte entre la
main et le nez. De plus, en couvrant l'œil avec la main,
il est difficile de ne pas exercer une pression sur lui, et
cette pression, quelque légère qu'elle soit, influe toujours
considérablement sur la vue de l'œil et nous induit en erreur dans notre examen.

Il ne faut pas non plus permettre au malade de fermer
un œil, quelle que soit l'élégance qu'il mette à cette expérience. Vous ne savez jamais, s'il ne se trompe pas lui-
même, et ne regarde pas néanmoins avec son œil soi-disant
fermé, pour suppléer l'autre quand celui-ci est arrivé aux
limites de son acuité visuelle. De plus, dans la plupart des
cas, quand on ferme un œil, les paupières de l'autre se rapprochent également plus ou moins, et ce fait peut devenir
la source d'une autre erreur en masquant en partie une
anomalie de réfraction, en particulier l'astigmatisme.

Vous savez, en effet, que beaucoup de myopes (μυειν,
cligner des paupières) et surtout les astigmates, ferment à
moitié l'œil pour voir nettement. Il se forme ainsi une
fente sténopéique qui, en diminuant les cercles de diffusion, augmente quelquefois très-considérablement l'acuité
visuelle. Les astigmates peuvent, de leur côté, exclure le méridien vertical de l'œil et obtiennent ainsi des images rétiniennes d'autant plus nettes. Il faut donc toujours surveiller
le patient et insister pour qu'il ait les yeux bien ouverts.

Toutes ces précautions prises, vous examinerez ce que l'œil

voit sans lunettes ; ensuite, jusqu'à quel degré vous pouvez élever l'acuité visuelle à l'aide de verres sphériques. Puis, vous déterminerez l'astigmatisme, s'il y a lieu, ensuite vous procéderez à l'examen de l'autre œil pour laisser reposer le premier. Après cela, vous examinerez l'accommodation de l'un et de l'autre, y compris la presbyopie, et enfin le degré de l'insuffisance musculaire.

L'ophthalmoscope complétera cet examen en vous indiquant l'état réel de la réfraction de l'œil et en vous donnant l'explication de l'amblyopie.

OBSERVATION I. — Il se présente à vous une demoiselle de vingt ans environ, se plaignant d'asthénopie, c'est-à-dire de ce que ses yeux lui refusent le service lorsqu'elle travaille longtemps, et surtout le soir. Elle est anémique. Racine du nez et région zygomatique aplaties ; légère asymétrie de la face, moitié gauche plus développée que la droite. Direction des yeux normale, pas d'insuffisance. Pupilles égales et bien mobiles. Le globe oculaire gauche ne paraît pas différer notablement de la longueur moyenne, en tout cas il n'est pas allongé. Globe oculaire droit manifestement court.

La patiente vous ayant dit que son œil gauche est le meilleur, vous l'examinez le premier, et vous trouvez qu'il lit sans lunettes le n° 5 de l'échelle de Snellen. L'acuité visuelle est donc normale, et l'œil n'est pas myope, mais il pourrait être hypermétrope et corriger son hypermétropie par l'accommodation.

Essayez si l'acuité visuelle reste la même ou augmente avec un verre faiblement convexe, par ex. + 0,5 : la malade le rejette. Il n'y a donc pas d'hypermétropie manifeste, et vous écrivez : O. G. Emmétropie, $V = \frac{5}{5}$.

L'œil droit, sans verres, ne voit que le n° 36 de l'échelle de Snellen $(V = \frac{5}{36})$; avec + 1, il voit les mêmes lettres, mais plus nettement, et même celles du n° 24 ; avec + 3, V devient $\frac{5}{12}$. C'est pour cet œil le maximum de correction, le n° 3,5 rendant la vue moins bonne. Nous avons donc O. D. Hypermétropie manifeste 3 D, $V = \frac{5}{12}$.

Le jeune âge de la malade nous fait soupçonner qu'une partie de l'hypermétropie, à droite comme à gauche, peut être

masquée par l'accommodation. Cette présomption est d'autant
plus justifiée que les deux yeux se fatiguent très-vite par la
fixation, ce qui est presque toujours le cas dans l'hypermétropie.

Comment découvrir l'hypermétropie latente? Il y a pour
cela deux moyens très-sûrs : l'atropinisation et l'ophthalmoscope. Vous ne voulez cependant pas soumettre la malade à
l'atropinisation, qui la mettra pour plusieurs jours hors d'é-
tat de pouvoir travailler de près ; du reste, c'est inutile,
si vous avez l'habitude de déterminer la réfraction à l'ophthalmoscope. Celui-ci vous apprend, en effet, qu'il y a 1 D
d'hypermétropie à gauche; 4 D à droite. Il y a donc, à gauche comme à droite, 1 D d'hypermétropie latente.

A défaut de l'ophthalmoscope, on pourrait penser à déterminer l'état réel de l'amétropie à l'aide du punctum proximum.
A l'âge de 20 ans, l'œil dispose de 10 D d'amplitude d'accommodation : l'œil emmétrope doit donc distinguer de fins objets
jusqu'à une distance de 10 centimètres. L'œil hypermétrope, par contre, ne les verra pas d'aussi près ; ainsi un œil
hypermétrope de 1 D aura seulement 10 — 1 = 9 D de réfraction positive, et son punctum proximum se trouvera à 11 centimètres. Si l'hypermétropie de l'œil droit est, en effet, seulement de 3 D, cet œil doit disposer de 10 — 3 = 7 D de réfraction positive, et son punctum proximum se trouvera à 14
centimètres ; dans notre cas, où l'hypermétropie totale est
de 4 D, cette force réfringente positive ne sera que de 10 — 4
= 6 D, et le punctum proximum sera situé à 16 centimètres. Vous voyez que, si la différence entre l'hypermétropie
manifeste et l'hypermétropie latente n'est que de 1 D, la différence dans la position du punctum proximum est également
ment très-petite, et il sera difficile de s'en servir en pratique
pour déterminer l'état réel de la réfraction, d'autant plus que
l'amplitude d'accommodation présente certaines variations
individuelles. Les mêmes réflexions s'appliquent à la myopie,
quand il s'agit de déterminer la part de la myopie apparente
qui revient à l'accommodation.

A quoi faut-il attribuer l'insuffisance de l'acuité visuelle de
l'œil droit malgré la correction de son hypermétropie? Ce
n'est pas à la petitesse des images rétiniennes, celles-ci étant,
après la correction, de la même grandeur que celles de l'œil

emmétrope ; est–ce au manque de développement de la rétine ou bien au manque d'exercice ? Peut–être à tous deux·à
la fois. Dans les hauts degrés d'hypermétropie, la rétine
paraît, en effet, être quelquefois moins sensible que dans les
yeux emmétropes, et cet œil ayant toujours été, à cause de
son anomalie de réfraction, dans des conditions moins favorables que l'œil gauche, le sujet s'est servi presque exclusivement de ce dernier tandis que l'autre a été négligé. Mais
nous ne nous contenterons pas de cette explication avant de
savoir si l'œil n'est pas astigmate.

Muni de son verre convexe 3, il ne voit pas une différence
très-marquée entre les lignes de la figure étoilée de Snellen,
cependant il lui semble que les lignes horizontales sont un
peu plus nettes que les verticales. C'est donc le méridien
vertical qui est corrigé par le verre convexe 3, le méridien
horizontal ne l'est pas complétement. Vous superposez au
verre sphérique le cylindre convexe, 0,25 axe vertical, et il n'y
a plus de différence entre les lignes. L'acuité visuelle s'est, en
même temps, élevée jusqu'à $\frac{5}{6}$. Essayez alors si, avec le cylindre 0,5 elle augmente encore : ce n'est pas le cas, la malade
préfère ·le 0,25. Montez alors le verre sphérique et le cylindrique dans un cadre de lunettes qui porte pour le cylindre
un anneau mobile, et faites·chercher par la malade elle-même
la position du cylindre qui lui semble la meilleure. Lisez le
degré d'inclinaison que forme l'axe du cylindre avec la verticale : il est de 5°, avec cette correction la malade lit déjà
quelques lettres du n° 6 de Snellen. Vous voyez que la correction de ce faible degré d'astigmatisme a été suffisante pour
doubler l'acuité visuelle. Ce cas n'est pas rare.

Examinons maintenant l'accommodation. La malade lit les
petits caractères de Snellen à gauche jusqu'à 11 centimètres,
à droite jusqu'à 15. Mais les yeux se fatiguent très-vite.
C'est à cette faiblesse de l'accommodation, liée à l'état d'anémie du sujet, qu'il faut attribuer l'asthénopie. Ordonnez des
ferrugineux et l'emploi des lunettes suivantes :

G. Convexe 0,5 D.

D. Convexe 3 combiné avec cylindre convexe 0,25 axe incliné
de 5° sur la verticale.

Et tous les symptômes de l'asthénopie auront bientôt disparu.

Vous remarquerez que je n'ordonne pas le verre correc-

leur de la totalité de l'hypermétropie ; celui-ci serait en effet
trop fort, la malade aurait de la peine à s'y habituer.

Mais ce qui est très-important, c'est de faire faire des exercices avec l'œil droit seul. Vous recommanderez à la malade
de lire et de travailler chaque jour un quart d'heure à deux
reprises différentes avec l'œil gauche muni de son verre correcteur, l'autre œil étant fermé.

OBSERVATION II. — Une mère nous amène sa jeune fille de
15 ans. Celle-ci relève d'une angine très-grave et est encore
toute pâle. Cependant, elle se porte bien maintenant, mais
depuis qu'elle s'est levée elle remarque qu'elle ne voit plus
de près, tout en voyant bien au loin.

Le premier fait, l'apparition brusque de cette difficulté de
la vision rapprochée, nous fait immédiatement penser à une
paralysie de l'accommodation, et le second, vision conservée
au loin, rend cette supposition plus vraisemblable encore. Il
vous indique en même temps qu'il n'y a ni myopie ni amblyopie.

En effet, si une jeune personne vous affirme qu'elle ne voit pas
bien de près, c'est-à-dire à 20 centimètres environ, sans qu'il
y ait lieu de supposer une amblyopie, cela ne prouve pas
encore qu'il y ait paralysie de l'accommodation, parce que le
sujet peut être hypermétrope à un degré tel que tout son
pouvoir accommodateur soit dépensé pour corriger son défaut
de réfraction (— r) et qu'il ne reste presque plus de réfraction
positive pour amener P en deçà de l'infini. La personne peut
donc être fortement hypermétrope, mais, dans ce cas, il y a
presque toujours astigmatisme ou une certaine faiblesse de
la rétine, et la vision au loin n'est pas parfaite non plus.

Ce qui est parésie de l'accommodation dans le jeune âge est
presbyopie pour l'âge avancé : un homme de cinquante ans,
qui voit bien au loin, mais pas bien de près, est, ou un emmétrope, ou un faible hypermétrope qui commence à devenir
presbyte. La supposition de l'hypermétropie devient d'autant
moins vraisemblable que le sujet est plus âgé. Un individu,
par contre, qui ne voit pas bien ni de loin ni de près — sans
autre lésion oculaire — est hypermétrope, et cela à un degré
d'autant plus fort que son punctum proximum est plus éloigné et son âge plus jeune.

Les personnes qui vous affirment voir très-bien de près

mais pas au loin, sont myopes, et celles qui ne voient ni de près ni de loin, pas même avec des lunettes ordinaires, sont astigmates.

Mais revenons à notre jeune malade : les pupilles sont très-dilatées; en couvrant et découvrant les yeux elles ne réagissent que lentement et très-imparfaitement. Votre diagnostic est fait. Il s'agit seulement de déterminer le degré de l'affection, c'est-à-dire s'il y a paralysie complète ou s'il y a seulement parésie de l'accommodation, et à quel degré.

La malade lit, sans verre, avec l'un et l'autre œil, jusqu'au n° 5 de l'échelle de Snellen placée à 5 mètres, son acuité visuelle est donc normale ($\frac{5}{5}$). Essayez néanmoins des verres convexes : elle lit même le n° 4 avec $+ 3$, mais elle ne le lit plus avec le 3,5; il y a donc $H = 3\,D ; V = \frac{5}{4}$.

Il ne faut, en effet, pas se contenter immédiatement lorsqu'on a atteint une acuité visuelle de $\frac{5}{5}$, mais toujours essayer, surtout chez des jeunes personnes, si V n'augmente pas avec une correction encore supérieure.

Dans notre exemple, la parésie de l'accommodation doit être très-considérable, puisque, s'il était resté à la malade seulement 3 dioptries, elles auraient suffi pour corriger l'hypermétropie et lui donner la vision maxima de $\frac{5}{4}$. Mais la correction étant incomplète, la malade distingue, sans verre convexe, seulement le n° 5. (Les cercles de diffusion ne sont pas assez grands pour rendre ces caractères illisibles, mais ils rendent trop diffus ceux du n° 4 qui sont plus petits.)

Inutile d'essayer si la malade lit de près, puisque l'accommodation ne suffit pas pour corriger la totalité de l'hypermétropie, c'est-à-dire pour ramener le punctum proximum à l'infini, elle ne peut, à plus forte raison, pas le ramener à une distance définie.

Dans ce cas, déterminez le verre convexe le plus faible avec lequel la malade obtient son maximum d'acuité visuelle $\frac{5}{4}$. Vous trouvez que c'est avec le n° 1. La malade a donc conservé une amplitude d'accommodation de $3 - 1 = 2\,D$, au lieu des 12 qui correspondent à son âge. Elle en a perdu 10.

Quel numéro lui donnerez-vous pour lire et écrire à 30 centimètres, en attendant qu'un régime tonique ait ramené la force accommodative totale? En tout cas, le numéro convexe le plus faible qui lui permette de voir à cette distance, pour ne pas laisser l'accommodation sans exercice.

Pour voir à 30 centimètres il faut une réfraction positive de $\frac{100}{30} = 3$ D environ à un emmétrope. A un hypermétrope de 3 D, dépourvu d'accommodation, il faudrait $3 + 3 = 6$ D, mais puisque la malade dispose encore de 2 D, nous lui donnerons seulement le n° $(6 - 2) = 4$ D.

OBSERVATION III. — Voici un vieillard de 70 ans qui se plaint de l'insuffisance des lunettes convexes qu'il porte depuis plusieurs années. Il a commencé à se servir de lunettes pour voir de près, seulement à l'âge de 50 ans, ce qui vous fait supposer qu'il était légèrement myope, la presbyopie débutant pour l'emmétrope à 45 ans, pour l'hypermétrope plus tôt, pour le myope plus tard.

Vous déterminez son état de réfraction, et vous trouvez de l'emmétropie des deux côtés : à gauche $V = \frac{5}{6}$, à droite $V = \frac{5}{18}$. L'emmétropie que vous constatez n'exclut nullement la possibilité que notre patient ait été myope autrefois. Au contraire, le diagramme de Donders (fig. 19), nous apprend que le pouvoir réfringent passif de l'œil (r) diminue à partir de l'âge de 65 ans et qu'à 70 ans il est d'une dioptrie plus faible qu'il n'était avant 65 ans. Notre malade peut donc parfaitement avoir eu une myopie d'une dioptrie qui, plus tard, a fait place à l'emmétropie.

Pour lire à une distance de 22 centimètres, il faut à notre vieillard une lentille convexe de 4,5 D. Les lunettes portent l'ancien n° 12 (3 D). Elles seraient donc de 1,5 D trop faibles. Vous vous étonnez que le patient ait pu se servir si longtemps de ces verres, car il nous affirme qu'il lit encore à l'heure qu'il est avec ses lunettes de gros caractères, seulement il ne peut pas continuer longtemps et il lui faut une très-bonne lumière.

Faites-vous montrer alors comment il lit : il lira le n° 1 $\frac{1}{2}$ de Snellen en tenant le livre très-éloigné de l'œil, et si vous le faites lire à la lampe, il placera celle-ci de préférence entre le livre et l'œil. Le n° 3 lui permet, en effet, de lire à une distance de 33 centimètres, sinon d'une façon continue, au moins pendant un instant, et la forte lumière rétrécit ses pupilles de façon que les cercles de diffusion produits par les caractères pour lesquels il n'est pas bien adapté deviennent plus petits, et les images rétiniennes d'autant plus nettes. Avec + 4,5, il lit en effet jusqu'à 22 centimètres. Lui donnerez vous ce numéro ?

Je crois, qu'ayant depuis des années l'habitude de lire et d'écrire à une distance plus grande, il préfèrera un numéro plus faible. Prescrivez-lui le n° 4 qui ramène son *punctum proximum* à 28 centimètres, il en sera très-content et cela d'autant plus que la différence entre ses anciens verres et les nouveaux n'est pas trop considérable, qu'il aura par conséquent plus de facilité à s'habituer à ces nouvelles lunettes.

En examinant l'un et l'autre œil séparément, vous aurez remarqué que ce n'est que l'œil gauche qui lit les tout petits caractères à la distance indiquée, l'autre œil, dont l'acuité visuelle est insuffisante, ne lit que des caractères plus grands. Cela est tout naturel, s'il lui faut dans la vision éloignée des lettres d'une grandeur triple de celles que distingue l'autre œil, il lui faut également de plus grands caractères pour voir de près.

L'acuité visuelle de $\frac{5}{6}$ de l'œil gauche n'est pas au-dessous de la règle pour l'âge du malade. A 70 ans, la transparence des milieux dioptriques et la sensibilité rétinienne ont généralement assez souffert pour diminuer l'acuité visuelle de plus de $\frac{1}{5}$. L'éclairage oblique démontre, dans ce cas, l'opacité des milieux, l'ophthalmoscope, la sénilité du nerf optique. Mais l'autre œil qui n'a que $V = \frac{5}{18}$ n'est pas normal. Faites fixer alors à cet œil un petit point lumineux placé à une distance rapprochée il le verra sans doute multiplié et vous y trouverez un commencement de cataracte qui vous explique cette polyopie.

OBSERVATION IV. — Un jeune homme de trente ans, entre chez nous la tête en l'air, avec des lunettes sur le nez. C'est un myope ; il a les yeux non-seulement saillants, ce qu'on rencontre quelquefois même chez des hypermétropes, mais grands et surtout longs, comme vous pouvez vous en convaincre en écartant et retirant les paupières.

Pendant cet examen, il vous raconte qu'il a un frère et deux sœurs myopes, et un autre frère qui ne l'est pas du tout. Il n'a jamais bien vu de loin, et s'est servi quelquefois des lunettes de son frère aîné.

Vous lui demandez si ses parents ont été myopes : « point du tout, » son père surtout a toujours eu une excellente vue, puisqu'il a atteint l'âge de 70 ans, sans porter des lunettes et sans cesser de distinguer les caractères les plus fins. Preuve irrécusable de myopie, car sans cela, ce vieillard aurait eu besoin de lunettes convexes.

Les lunettes qu'il porte lui ont été choisies, dit-il, par un excellent opticien, et sont les meilleures qu'il ait jamais trouvées. Elles portent l'ancien n° 6 1/2 : c'est un faible numéro, à ce qu'on lui a affirmé, et il en est convaincu. Il vous affirme qu'il n'a pas mal aux yeux, qu'au contraire, il a les yeux très-forts et voit les plus petits objets et lit les plus mauvais caractères d'imprimerie, même quand le jour baisse. Aussi ne demande-t-il pas absolument à être examiné, il demande seulement un collyre pour lui faire passer les douleurs névralgiques qu'il éprouve quelquefois dans le front et dans les yeux, comme une sorte de migraine.

Vous examinez comme d'habitude les yeux l'un après l'autre, et cela avec d'autant plus de précaution que le patient a été jusqu'à ce jour son propre médecin, et qu'il est bourré de termes scientifiques : l'irido-choroïdite, la cataracte pyramidale, le gérontoxon, sont pour lui choses familières.

Pour commencer, vous lui donnez un livre avec des caractères d'imprimerie très-fins, et vous déterminez la plus grande distance à laquelle il puisse les lire. En insistant bien, vous arrivez à 20 centimètres, ce qui correspond à 5 D.

A distance, il ne distingue aucune des lettres de l'échelle; vous commencez par lui donner le verre concave 4 : il lit jusqu'au n° 12 ; avec 4,5, il lit quelques lettres du n° 9 ; avec 5, il lit presque toute la ligne du n° 7, à l'exception des lettres O et E, qui cependant ne sont pas difficiles à distinguer; par contre, il arrive quelquefois à deviner l'une ou l'autre des lettres du n° 6. Le verre 6, lui paraît beaucoup meilleur, cependant, il ne voit pas davantage. La myopie de l'œil gauche, est donc de 5 D, V environ $\frac{5}{7}$; même chose à droite.

Les lunettes portent le n° 6 1/2 (ancien), ce qui correspond au nouveau 5,7. Vous vérifiez, et vous trouvez que les verres sont même plus forts que ne l'indique leur numéro, et qu'ils correspondent au 6 du nouveau système (6 de l'ancien et non 6 1/2). Le jeune homme a donc toujours porté des lunettes plus fortes que ne le demande sa myopie; nul doute que ces verres n'aient considérablement fatigué ses yeux par suite de l'effort d'accommodation qu'ils exigeaient. Maintenant, à l'âge

de 30 ans, où l'accommodation n'est plus aussi puissante qu'à
20, cette fatigue devient une gêne intolérable, et le patient
finit même par vous avouer que, malgré son bas numéro, il ne
voit pas aussi bien au loin que d'autres personnes.

A quoi faut-il attribuer son amblyopie? Il y a probablement
des troubles choroïdiens, causes à la fois de la myopie et de
l'amblyopie, troubles que nous constaterons à l'ophthalmoscope. Mais d'abord, voyons vite s'il n'y a pas d'astigmatisme,
ce que les confusions étranges des lettres, nous ont fait
soupçonner.

Vous lui présentez la figure rayonnée de Snellen, à une
distance de 4 mètres environ, parce que la largeur des lignes
est inférieure à celle du noir des lettres n° 9 de l'échelle, qu'il
voit à 5 mètres. Vous donnez à son œil gauche, le n° — 5 sphérique ; après avoir cherché un peu, le malade vous indique
qu'il ne voit nettement que la ligne de gauche inclinée de
10° sur l'horizontale (80° par rapport à la verticale) ; tandis
que toutes les autres lignes sont plus ou moins indistinctes,
surtout celle qui est perpendiculaire à la direction indiquée,
c'est-à-dire, inclinée à droite de 10° sur la verticale.

Il y a donc astigmatisme régulier ; l'un des deux méridiens
principaux est incliné de 10° contre l'horizontale, l'autre de
10° contre la verticale, et ce dernier a une myopie de 5 D,
puisque les lignes perpendiculaires à sa direction, sont vues
nettement.

Pour déterminer la réfraction de l'autre méridien, vous
conbinez avec le verre sphérique 5, un verre cylindrique convexe 0,25, à axe incliné de 10° contre l'horizontale. Le malade
voit moins bien. Donc ce méridien est probablement plus
myope que l'autre. Vous essayez des cylindres concaves, en
partant de 0,25; le malade voit mieux, enfin avec 0,75, axe
80° (1), toutes les lignes de la figure lui paraissent également
nettes, et l'acuité visuelle, que vous devez toujours consulter
comme dernier arbitre de votre correction, est devenue ⅝
exactement. Pour l'œil droit, vous trouvez la même amétropie, seulement l'inclinaison du méridien astigmate est symé-

---

(1) Nous indiquons l'inclinaison de l'axe par un double trait et par rapport à la verticale 0°.

trique à celle de l'œil gauche, de sorte que le cylindre correcteur 0,75 doit avoir cette inclinaison °⌐₈₀°.

Notre examen nous a prouvé que la différence de réfraction
entre les deux méridiens est 0,75 D. C'est incontestable, mais
sommes-nous également sûrs que la myopie est 5 D dans l'un,
5,75 D dans l'autre méridien? Non, parce qu'une partie de la
myopie peut être dûe à un effort d'accommodation. Pour nous
en convaincre, nous combinerons avec notre cylindre 0,75
des verres sphériques de plus en plus faibles, et vous serez
étonnés de constater qu'avec sphérique — 4 combiné avec
cylindrique — 0,75, le malade voit tout aussi bien qu'avec le
n° 5. Il vous dit, de plus, qu'il voit plus gros et que ce verre
fatigue beaucoup moins sa vue que ne faisaient ses lunettes.

Il vous arrivera très-fréquemment, de rencontrer des myopes
astigmates qui, n'arrivant jamais à voir nettement, se sont
laissés entraîner à porter des verres concaves sphériques de
plus en plus forts, parce qu'ils prennent pour de la netteté la
petitesse des images. Avec cela, leur accommodation est dans
un état de contraction permanente; il s'ensuit quelquefois
une asthénopie extrême, accompagnée de douleurs névralgiques et de photophobie, et, qui pis est, la choroïdite qui a
produit la myopie, peut trouver dans cette irritation permanente de la région ciliaire, une cause puissante d'aggravation.

Après avoir vérifié à l'ophthalmoscope le degré de la myopie,
qui se trouve être en effet de 4 D, vous ordonnez au malade,
pour voir au loin, les lunettes suivantes :

O. G. — Concave sphérique 4, combiné avec concave cylindrique 0,75, axe ₈₀⌐°.

O. D. — Concave sphérique 4, combiné avec concave cylindrique 0,75, °⌐₈₀°.

Pour voir de près, vous lui donnez uniquement les verres
cylindriques qui corrigent la différence de réfraction entre les
deux méridiens, c'est-à-dire cylindriques concaves 0,75, inclinés comme ci-dessus. Il s'en trouvera admirablement; déjà
tout ce qu'il regarde lui paraît plus net, les lettres plus noires,
et qui mieux est, il peut éloigner bien davantage les objets,
bien que les verres n'aient qu'une action très-faible, et seulement dans un méridien.

Vous lui donnez de plus les conseils hygiéniques qu'il ne
faut jamais oublier à l'égard des myopes, mais sur lesquels
nous ne pouvons insister dans ces leçons consacrées surtout

au diagnostic. Votre client vous quitte alors en doutant sérieusement de l'infaillibilité de son opticien et de ses idées d'iridochoroïdite et de force visuelle, mais tout en se méfiant à part lui, de la découverte que vous avez faite sur l'état de ses yeux: « pas de collyre et une ordonnance de lunettes compliquées! »

Votre patient revient après quelque temps. Il a essayé de suivre vos conseils : pour lire, cela va très-bien, pour voir de loin aussi, mais il lui est impossible de jouer du piano. S'il se sert de ses lunettes faibles, il doit se rapprocher beaucoup trop, pour voir nettement ses notes. C'est évident, puisque sa myopie est de 4 D, correction faite de la différence des méridiens, et que pour voir à la distance des notes du piano, 50 cent., il ne faut que $\frac{100}{50}$ = 2 D. Bien qu'il ne soit pas nécessaire de neutraliser complétement sa myopie, il faut la diminuer de 2 D. Vous lui donnez donc encore : A gauche concave sphérique 2 avec cyl. concave 0,75 axe comme ci-dessus. A droite, idem. Et toutes ces difficultés auront disparu.

Observation V. — Voici enfin un jeune homme d'environ 16 ans. Il n'a jamais très-bien vu ni de loin ni de près, cependant il n'a jamais trouvé des lunettes capables de corriger la défectuosité de sa vue. Depuis qu'il suit des cours de mathématique, la défectuosité de sa vue devient un obstacle très-sérieux d'une part parce qu'il ne voit pas jusqu'au tableau noir, d'autre part parce qu'il a la plus grande difficulté à exécuter des dessins géométriques.

Ses yeux ne présentent aucune altération visible à l'œil nu ; ils ne sont ni excessivement courts, ni excessivement longs. Mais ce qui vous frappe, c'est l'asymétrie de la face, très-prononcée dans ces cas. Tout cela vous fait penser immédiatement à l'astigmatisme.

Examinez l'œil gauche suivant les règles indiquées: Sans verre correcteur, il lit à peine les deux premières lignes de Snellen (nos 60 et 36), mais confusément, et s'il s'efforce de voir davantage, il commet les erreurs les plus grosses et les plus étranges. Il confond des lettres qui ne se ressemblent point, lit quelquefois une lettre compliquée tandis qu'il ne voit pas même à côté une lettre très-simple.

Le verre convexe 1 D augmente l'acuité visuelle jusqu'à $\frac{5}{24}$, mais pas au-delà ; des verres convexes plus forts la diminuent.

Présentez au malade la figure étoilée de Snellen et faites-la lui regarder avec le verre convexe. Il ne voit nettement qu'une seule ligne, et encore n'est-elle pas absolument noire, c'est la ligne verticale, toutes les autres sont confuses.

Vous ajoutez un cylindre convexe 0,5 en dirigeant son axe perpendiculairement à la ligne qui paraît nette : les lignes deviennent encore plus confuses. Le méridien ne paraît donc pas être hypermétrope, puisque les lignes ne sont pas plus nettes avec $+$ 1 et qu'elles le sont moins encore avec cyl. $+$ 0,5. Mais, en faisant tourner le cylindre devant l'œil, vous trouverez une position dans laquelle la ligne verticale paraît plus nette qu'avec le verre sphérique seul, c'est quand l'axe du cylindre est vertical. Le méridien horizontal est donc plus hypermétrope que 1 D.

Essayez des verres cylindriques encore plus forts, la ligne verticale deviendra de plus en plus nette, des lignes voisines s'accentueront aussi, enfin, avec cyl. $+$ 4, toutes les lignes sont bien distinguées, à l'exception de l'horizontale et d'une ou deux lignes voisines.

Avec cette combinaison, sphérique $+$ 1 et cylindrique $+$ 4 axe vertical, l'acuité visuelle devient $\frac{5}{9}$. C'est un résultat magnifique en comparaison de ce qu'elle est avec le verre sphérique seul. Mais vous ne vous en contentez pas, sachant bien que le méridien vertical n'est pas corrigé, puisque les lignes horizontales ne paraissent pas aussi nettes que les verticales.

Vous savez déjà que ce méridien n'est pas plus hypermétrope que de 1 D. Essayez de voir s'il est emmétrope, c'est-à-dire si les lignes deviennent nettes sans autres corrections que cel'e du méridien horizontal ; celui-ci a une hypermétropie totale de $4 + 1 = 5$ D (4 du cylindre, 1 du verre sphérique.) Avec cylindrique $+$ 5 axe vertical, les lignes sont vues à peu près comme tout à l'heure, peut-être plus nettement, et en ajoutant un cylindre négatif de 0,75 D, les horizontales deviennent aussi nettes que toutes les autres, et l'acuité visuelle s'élève à $\frac{5}{5}$. Vous avez donc affaire à un astigmatisme mixte, hypermétropie 5 dans le méridien horizontal, myopie 0,75 dans le méridien vertical, et vous ordonnez : convexe cyl. 5 axe vertical combiné avec concave cyl. 0,75 axe horizontal. L'œil droit se trouve dans des conditions analogues.

J'ai rencontré exactement ce degré d'astigmatisme avec

la même acuité visuelle, $\frac{5}{24}$ avant et $\frac{5}{3}$ après la correction, chez un de nos confrères les plus distingués ; seulement les axes des méridiens principaux sont quelque peu inclinés.

Ce qui est très-intéressant, c'est que le Dr B. arrive à corriger tout aussi bien son astigmatisme à l'aide du verre cylindrique concave 5,75 axe horizontal, en mettant en jeu son accommodation. Dans ce cas, une accommodation de 5 D corrige l'hypermétropie du méridien vertical, tandis qu'elle augmente la myopie du méridien horizontal d'une quantité égale, celle-ci devient alors 0,75 $+$ 5 $=$ 5,75 D.

Mais ce cas offre encore un intérêt plus grand, parce que notre confrère peut neutraliser complétement son astigmatisme et rendre son acuité visuelle normale, en appliquant la pointe du doigt sur un point du globe oculaire situé en haut et en dedans, un peu en arrière du bord cornéen, et à peu près au niveau de l'équateur du cristallin.

Je ne veux pas multiplier les exemples, Messieurs, espérant qu'avec les indications contenues dans les dernières conférences, vous arriverez facilement à déterminer la nature et le degré des divers cas d'amétropie, et les observations précédentes, que nous avons choisies parmi les plus compliquées, vous aideront dans les cas les plus difficiles.

DOUZIÈME LEÇON

Détermination de la perception des couleurs

Messieurs,

Nous nous proposons aujourd'hui de faire l'étude de la perception des couleurs. C'est là, comme vous en jugerez bientôt, un des chapitres les plus importants de l'étude des fonctions de l'organe visuel, d'autant plus qu'il étend ses applications bien au-delà des limites de l'ophthalmologie pure. Son histoire n'est pas longue, elle s'est développée presque sous nos yeux. .

L'antiquité ne nous a guère laissé sur ce sujet d'autre renseignement que le traité de Pline, où celui-ci reprochait à ses concitoyens d'être, en peinture, bien au-dessous des anciens, qui pourtant ne connaissaient que quatre couleurs, tandis qu'on en possédait au temps de Pline un très-grand nombre.

Il faut arriver ensuite jusqu'au grand traité de Léonardo da Vinci sur l'art d'employer les couleurs, ouvrage dont une édition fut publiée à Paris en 1651 : cet excellent ouvrage intéresse à peu près exclusivement les peintres.

En réalité, c'est de Newton seulement que date l'étude physique des couleurs : c'est à lui et à Th. Young que nous devons d'avoir posé les bases scientifiques du sujet.

Quant aux anomalies de la perception des couleurs, elles n'étaient ni connues ni étudiées avant 1830, époque à laquelle Dalton publia ses observations sur l'*achromatopsie*.

Atteint lui-même, en effet, d'une espèce particulière d'achromatopsie (il ne distinguait pas le rouge), il décrivit très-exactement son état, et attira là-dessus l'attention des savants. De là le nom de Daltonisme sous lequel on a désigné trop légèrement toutes les affections de ce genre.

Remarquez, Messieurs, combien cette date est près de nous : et cependant le nombre de cas dans lesquels on a observé des troubles de la perception des couleurs est déjà très-considérable, et l'on est chaque jour plus étonné de la fréquence de cette altération visuelle. Un fait a surtout contribué à la mettre en évidence :

On avait observé, principalement en Angleterre, une longue série d'accidents de chemins de fer survenant tous dans les mêmes conditions : c'étaient des collisions de trains produites malgré la présence des signaux qui indiquaient un obstacle sur la voie. On interrogeait les mécaniciens, dont le plus grand nombre prétendait n'avoir pas reconnu les signaux : ceux-ci étaient verts quand la voie était libre, et rouges en cas d'obstacle. On eut alors l'idée d'examiner l'état de la vue des mécaniciens, et l'on reconnut avec surprise qu'il y en avait beaucoup qui, en effet, ne distinguaient pas le rouge du vert.

A partir de ce moment, tous les employés de chemin de fer furent examinés, mais on en trouva un si grand nombre atteint d'anomalies de la perception des couleurs, qu'on dut imaginer des signaux d'un autre genre.

Cet examen a lieu aussi en Hollande, où je l'ai pour ma part, souvent pratiqué. Il en est de même en France pour quelques compagnies; d'autres ont supprimé les signaux colorés, excepté les rouges. Nous verrons bientôt si cela peut suffire. Je suis bien convaincu que peu à peu toutes les compagnies de chemins de fer en viendront à imiter l'Angleterre, et à ne plus se servir que de signaux incolores.

Mais l'examen de la perception des couleurs trouve encore une plus large application. En effet, cette fonction se trouve altérée non-seulement dans beaucoup d'affections purement oculaires, mais aussi, chose bien digne d'intérêt, dans un nombre considérable de maladies affectant d'une manière primitive ou secondaire l'encéphale et la moelle. Parmi celles-ci, je vous citerai l'ataxie locomotrice, la forme d'hystéro-épilepsie si bien caractérisée par M. Charcot, l'alcoolisme chronique, etc. Mais nous réservons cette étude pour plus tard, quand nous aurons appris à explorer toute l'étendue de la rétine sous le rapport de la perception des couleurs.

Occupons-nous d'abord des couleurs proprement dites au point de vue physique.

On distingue des couleurs simples et des couleurs composées, celles-ci étant le mélange de plusieurs couleurs simples. Ce mélange fait dans de certaines proportions déterminées, produit la lumière blanche. On doit donc, en décomposant le blanc, pouvoir reproduire à volonté les diverses couleurs simples. Vous en avez la preuve dans l'arc-en-ciel et dans le spectre solaire.

Vous savez comment on obtient le spectre solaire : on fait tomber un faisceau de lumière blanche sur un prisme transparent, qui réfracte différemment les diverses couleurs dont la lumière blanche se compose.

Pour obtenir des couleurs spectrales vives, il faut que la lumière soit très-intense et que le spectre se produise dans un milieu absolument sombre. Or, comme cette dernière condition est rarement facile à réaliser dans nos appartements, et qu'on n'a pas toujours le soleil à sa disposition, on a construit des instruments portatifs qui, dirigés sur un objet lumineux donnent un spectre dans l'intérieur d'un tube. On les appelle des *spectroscopes*.

En voici un modèle. C'est un tube métallique noirci à l'intérieur, et portant à une de ses extrémités un diaphragme qui laisse ouverte une fente de largeur variable. La lumière, après être entrée par cette fente, tombe sur un prisme qui la décompose. Un oculaire fixé à l'autre bout du tube, sert à grossir le spectre et à adapter l'œil de l'observateur à la distance où ce spectre est produit. Ainsi, en dirigeant le spectroscope sur un objet blanc, on voit un spectre plus ou moins intense suivant la clarté de l'objet.

Toutes les couleurs du spectre solaire sont des couleurs simples, elles ne peuvent plus être décomposées. Faites tomber, par exemple, un rayon vert sur un prisme : celui-ci ne fera que le dévier et réfractera seulement de la lumière verte. Regardez avec le spectroscope une des couleurs de l'arc-en-ciel, et vous n'aurez plus de spectre, mais simplement une bande étroite de la couleur examinée.

Quant aux couleurs qui servent aux arts et à l'industrie, celles du papier, des étoffes, etc., ce ne sont que des matières colorées et pulvérisées finement ; par exemple : le cinabre, le chromate de plomb, le vert de gris, le bleu de cobalt qui n'est qu'une poudre très-fine de verre de cette couleur, etc.

Toutes ces matières, de même que les corps transparents colorés (liquides, verres, etc.), colorent par *absorption*. Ils absorbent certains rayons de la lumière solaire qui les frappent. Quant aux autres rayons, ils passent à travers le corps et constituent par leur mélange la couleur propre à celui-ci. Les corps colorés opaques absorbent, eux aussi, certains rayons de la lumière solaire, et ce qui leur donne leur coloration spéciale, ce sont les rayons qui n'ont pas été absorbés, et qui sont seulement réfléchis après avoir traversé une couche plus ou moins épaisse de la surface de ces corps.

Les matières colorantes ne sont donc pas des couleurs pures, mais seulement un mélange de couleurs, malgré la ressemblance de ces matières avec des couleurs simples. Vous pouvez vous en convaincre facilement : regardez une surface colorée quelconque à travers un prisme ou un spectroscope, et vous verrez, que la couleur principale de cette surface se décompose en une foule de couleurs dont l'ensemble avait fait sur l'œil une impression unique.

Voici un papier qui vous paraît d'un rouge très-pur. Il contient, comme vous pouvez vous en assurer, non-seulement du rouge et des nuances du rouge, mais encore du jaune, du violet et même du vert et du bleu. Ce papier vert vous fournit un spectre si complet, que vous ne pourriez vraiment pas deviner sa couleur en le regardant à travers un prisme.

Tout cela n'a pas grande importance pour l'art et pour l'industrie, dont le but est de produire sur la vue certaines impressions, n'importe par quels moyens. Mais pour notre examen de l'état de la perception des couleurs d'un œil donné, il n'est pas indifférent de nous servir de couleurs simples ou de couleurs complexes.

Si, par exemple, un œil ne perçoit pas le rouge, il aura une impression tout-à-fait différente pour le rouge pur du spectre solaire et pour un rouge artificiel qui contient en plus toute une série de couleurs que cet œil peut percevoir.

Pour des expériences exactes, les couleurs spectrales sont toujours les meilleures. Elles permettent des examens rigoureux et partout comparables. Malheureusement elles ne sont pas faciles à produire ni à manier, car pour avoir des couleurs d'une intensité suffisante, il faut une lumière solaire intense, une chambre obscure, un héliostat, un appareil spectral complexe, en un mot tout un ensemble de conditions qu'on peut rarement réaliser dans la pratique. Il y a en outre un obstacle sérieux, c'est la difficulté de mélanger les diverses couleurs spectrales, chose qui est pourtant indispensable pour un examen suffisant.

Les matières colorées par contre, sont à la portée de tout le monde. Elles sont très-faciles à mélanger et l'on peut en couvrir des surfaces de toutes dimensions. Pour faire des expériences rigoureuses et comparables, on doit toujours donner l'analyse spectrale de la couleur employée.

Que diriez-vous d'un physiologiste qui publierait des expériences sur une substance amère sans indiquer sa nature ? « Elle produit, dirait-il, un effet tétanisant. » Un autre pourrait nier ce résultat au nom d'expériences faites avec une substance également amère. Tous deux ont cependant raison, si le premier a employé de la strychnine et l'autre de la quinine.

De même, si vous employez deux couleurs rouges, elles peuvent être très-différentes au fond, l'une contenant beaucoup de bleu et l'autre une grande proportion de jaune. Pour faire avec des matières colorées des expériences concordantes, vous devez donc tenir compte des couleurs élémentaires que ces matières réfléchissent ou transmettent.

Il est du reste très-simple d'analyser une matière colorée, vous n'avez qu'à la regarder à travers le spectroscope et vous lisez directement sa composition. Un simple prisme peut suffire, en regardant une bandelette de la couleur sur un fond noir et blanc. Maintenant, comment pouvons-nous mélanger plusieurs couleurs entre elles? Je n'ai pas à vous exposer les méthodes de mélange des couleurs spectrales, méthodes très-compliquées et que la pratique ne pourra jamais utiliser. Il en est autrement du mélange des couleurs industrielles, et nous ne saurions nous en passer dans l'examen que nous avons en vue.

Mais d'abord, remarquez bien ceci, Messieurs, c'est que nous ne mélangeons pas, comme le font les peintres, les *matières* colorantes, mais bien la *lumière* qu'elles réfléchissent. Cela est bien différent : quand un peintre mélange entre elles plusieurs de ses couleurs, la couleur résultante n'est nullement semblable à celle que l'on obtiendrait en mélangeant les lumières réfléchies par ces couleurs. Il prend du bleu et du jaune, par exemple, pour produire du vert. Mélangez, au contraire, de la lumière bleue et de la lumière jaune, superposez par exemple le bleu et le jaune de deux spectres solaires, et vous obtiendrez du rose. Vous allez vous en convaincre par vous-mêmes :

Nous n'avons pas deux spectres solaires sous la main; mais voici un appareil qui nous permet de mélanger la lumière réfléchie par des matières colorantes. Vous voyez ce disque de carton. Je l'ai divisé en deux cercles concentriques. Le cercle intérieur a été teint par un mélange de bleu et de jaune, ce qui nous a donné du vert. La partie extérieure, au contraire, a été teinte, moitié en bleu, moitié en jaune.

Si l'on fait tourner rapidement ce disque autour de son

centre, à l'aide de cet appareil rotatif, vous voyez que le cercle interne reste vert, comme on devait s'y attendre, tandis que la partie extérieure vous donne une impression lumineuse unique résultant de la fusion des deux impressions venues du bleu et du jaune : or, vous avez l'impression d'une couleur rose, tout à fait opposée au vert du milieu.

Pour expliquer ce phénomène, prenons deux verres colorés, l'un bleu, l'autre jaune ; en les superposant et en regardant le soleil ou un objet blanc, on le voit coloré en vert. Or, cette couleur ne représente nullement un mélange, une *addition*, mais au contraire une *soustraction* de couleurs.

En effet, le verre bleu absorbe tous les rayons de la lumière blanche, *y compris les jaunes*, sauf les rayons bleus et verdâtres : la majeure partie de ces rayons absorbés aurait pu pénétrer à travers le verre jaune. Celui-ci, de son côté, détruit presque tous les rayons qui auraient pu traverser le verre bleu, c'est-à-dire surtout les rayons bleus. Ce qui reste, et arrive à notre œil, est la couleur qui n'a été absorbée ni par le verre bleu ni par le jaune, cette couleur est le vert.

Nous n'avons donc pas combiné le bleu et le jaune, nous avons, au contraire, retranché de la lumière que nous regardions les rayons bleus et les rayons jaunes, et ce que nous voyons est le reste.

Il en est de même dans la peinture. Aussi arriveriez-vous difficilement à persuader à un peintre que le mélange des sept couleurs simples produit du blanc. Pourquoi ? parce qu'en mélangeant ces couleurs sur sa palette il n'arriverait jamais à obtenir, je ne dis pas même du blanc, mais seulement du gris pur. Vous allez voir, au contraire, que rien n'est plus facile que d'avoir du blanc en mélangeant la lumière réfléchie par ces diverses couleurs.

La preuve directe que nous n'avons pas fait *d'addition* de couleurs en superposant les deux verres est celle-ci : Le verre jaune est évidemment beaucoup plus clair que le bleu ; et cependant le vert que nous voyons à travers les verres bleu et jaune superposés est beaucoup plus foncé que chacun des verres pris isolément, voire même que le bleu qui résulte de la superposition de deux verres bleus; ce qui prouve bien que la première combinaison absorbe plus de lumière que la seconde.

Je ne veux pas vous exposer toutes les méthodes que nous possédons pour produire de véritables mélanges, elles sont trop nombreuses. La meilleure est celle de Newton, pour l'application de laquelle Masson a construit l'appareil rotatif que vous avez sous les yeux.

Le principe consiste à mélanger les impressions que la lumière colorée produit sur la rétine. Pour cela il n'est pas nécessaire que ces impressions se produisent simultanément, mais, chacune d'elles persistant pendant un certain temps, il suffit de les faire suivre à intervalles très-rapprochés.

A cet effet, on a un disque circulaire sur lequel on peut appliquer autant de secteurs colorés qu'on le désire. Ce disque étant ensuite monté sur l'appareil, celui-ci lui imprime une rotation assez rapide pour que l'œil ne puisse plus discerner les diverses couleurs qui lui arrivent successivement, et ne perçoive que la couleur résultante.

Pour pouvoir déterminer exactement la quantité de chacune des couleurs qui entrent dans le mélange, on emploie des cercles de papier coloré qui sont divisés suivant un de leurs rayons. On peut ainsi les faire entrer les uns dans les autres à des degrés variables, que l'on évalue aisément à l'aide d'un rapporteur.

Veut-on comparer divers mélanges, il suffit de les produire à l'aide de cercles colorés concentriques de diamètres différents.

Notre appareil arrive à une vitesse de 80 rotations par seconde, mais 50 ou 60 rotations suffisent généralement.

Ces quelques données physiques étaient indispensables; passons maintenant à la partie physiologique du sujet, à la théorie de la perception des couleurs. Celle qui est la plus répandue est due à Th. Young et a été développée par

Helmholtz. D'après cette théorie, l'œil possède trois espèces distinctes d'éléments nerveux dont chacune perçoit une des trois couleurs fondamentales : rouge, vert et violet (ou bleu).

La première espèce de ces éléments est excitée à un haut degré par les rayons rouges, mais aussi un peu par les verts et faiblement par les rayons violets.

La deuxième catégorie est impressionnée par les rayons verts, et aussi à un faible degré, par les rayons rouges et violets.

Enfin les rayons violets excitent fortement les éléments de la troisième catégorie, qui sont aussi un peu sensibles aux rayons verts et très-peu aux rayons rouges.

Chacune de ces catégories, excitée pour sa part, transmet au cerveau l'impression de la couleur fondamentale qui lui est propre.

Les couleurs intermédiaires sont données par l'excitation de deux ou trois de ces groupes d'éléments à des degrés différents.

Excités tous les trois à des degrés égaux, ils donnent l'impression du blanc (ou du gris). Vous pouvez vous en convaincre par l'expérience suivante : J'ai adapté sur l'appareil de Masson deux disques concentriques de dimensions différentes, le plus petit composé de blanc et de noir, l'autre ue rouge, de violet et de vert. En les faisant tourner rapidement, les deux disques font l'impression du même gris.

La figure ci-contre reproduit graphiquement cette théorie.

La courbe I exprime les différents degrés d'excitation des premiers éléments (ceux du rouge) par chaque couleur du spectre. Le maximum correspond au rouge spectral.

Les courbes II et III ont la même signification par rapport aux éléments des deuxième et troisième catégories (éléments du vert, éléments du violet).

Veut-on savoir à quels degrés divers seront excités ces trois éléments par une couleur quelconque ? Elevons une ligne verticale en regard de la position spectrale de cette couleur, le jaune par exemple, et voyons à quelle hauteur cette ligne rencontre les courbes d'excitation que nous avons tracées. Dans le cas du jaune, on voit que les éléments de cette couleur excitent avec une assez grande intensité les éléments du rouge, un peu moins ceux du vert et faiblement ceux du violet.

Cette ingénieuse théorie n'est certes pas à l'abri des objections : Nous ne pouvons pas examiner ici celles qu'on

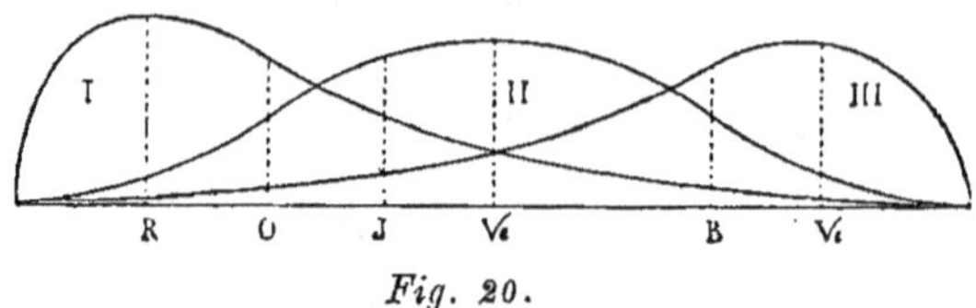

Fig. 20.

lui a faites encore récemment. Qu'il vous suffise de savoir qu'elle donne encore, pour le moment, la meilleure explication des phénomènes de la perception des couleurs.

Je dois ajouter un mot à propos des couleurs complémentaires.

Vous savez que quand vous venez de fixer pendant quelque temps une surface colorée et que vous regardez aussitôt après un fond blanc, à la place de la première couleur, vous en voyez apparaître une autre : Avez-vous fixé du rouge, vous verrez ensuite du vert ; du jaune, vous verrez du violet ; du bleu, vous verrez de l'orangé, et inversement. Ces couleurs sont dites *complémentaires* l'une de l'autre.

Voici l'explication de ce phénomène :

Quand vous fixez longtemps une couleur, les éléments nerveux de la rétine spécialement impressionnés par cette couleur se fatiguent, quand ensuite vous regardez du blanc, les éléments fatigués vous transmettent une impression beaucoup moins vive que les éléments restés au repos. Ceux-ci excités maintenant par les autres couleurs qui composent le blanc, donnent l'impression de la couleur dite *complémentaire* parce que c'est celle qui, avec la première, constitue le blanc.

Les explications qui précèdent ont pu vous paraître un peu longues pour notre cadre. Mais vous verrez combien elles étaient nécessaires pour l'intelligence de ce qui va suivre, et combien elles abrégeront notre tâche principale, l'examen fonctionnel de la perception des couleurs dans les états pathologiques. C'est cet examen qui va maintenant nous occuper.

Les troubles de la perception des couleurs sont de trois catégories :

1° L'*achromatopsie totale*, état dans lequel les malades n'ont aucune sensation de couleur, et ne distinguent que des différences de clarté. Les objets sont alors vus à peu près comme dans une photographie.

Cette affection est très-rare à l'état congénital, on en compte seulement quelques cas qui aient été exactement observés.

Ce qui est plus fréquent, c'est de voir l'achromatopsie totale se développer dans le cours de maladies cérébrales ou d'atrophie du nerf optique. Dans ce cas elle est presque constamment accompagnée d'une diminution des autres fonctions de la rétine.

2° Une seconde forme est l'*achromatopsie partielle*, dans laquelle manque simplement la perception d'une ou de plusieurs des couleurs fondamentales.

C'est le plus souvent le rouge qui fait défaut : d'où le nom d'*anérythropes* donné à ces malades. C'était le cas de Dalton, aussi appelle-t-on encore cette forme *daltonisme*. Mais ce mot ne saurait s'appliquer exactement aux autres formes très-nombreuses des troubles de la perception des couleurs, ni même simplement à toutes les formes d'achromatopsie partielle. En effet, un autre élément que le rouge peut faire défaut. Le *vert* ou le *violet* peuvent n'être pas perçus.

Les symptômes de l'achromatopsie partielle découlent naturellement de ce que nous avons dit plus haut :

Dans cette affection, la partie du spectre solaire correspondant à la couleur qui n'est pas perçue, doit nécessairement paraître très-foncée.

Si cette partie ne paraît pas absolument noire, cela tient à ce que la couleur non perçue irrite à un faible degré, comme nous l'avons vu, les deux autres éléments nerveux admis dans la théorie.

Quand la couleur non perçue est une couleur extrême du spectre, celui-ci paraît raccourci soit à l'une soit à l'autre extrémité.

On a encore constaté que, pour les achromatopes partiels, le maximum de clarté du spectre solaire se trouve souvent, non dans le jaune comme pour l'œil normal, mais dans une autre partie du spectre.

Un autre caractère de l'achromatopsie partielle, c'est qu'on peut produire, à l'aide des deux couleurs fondamentales qui restent perçues, toutes les nuances que le malade distingue, y compris le blanc.

Ainsi un achromatope partiel, à qui manque la perception du rouge, attribue à un certain mélange de violet et de vert une coloration grise qui, pour nous, est produite, soit par un mélange de blanc et de noir, soit par le mélange de trois couleurs fondamentales.

Enfin, les matières colorées qui contiennent beaucoup de la couleur non perçue paraissent plus foncées au malade que celles qui en contiennent peu.

3° La troisième catégorie des troubles de la perception des couleurs, la *dyschromatopsie*, est de beaucoup la plus fréquente.

Les malades de cette catégorie perçoivent toutes les couleurs, mais elles ne font pas sur eux une impression aussi vive que sur l'œil normal. Par suite, ils ont de la difficulté à reconnaître certaines couleurs : d'où le nom de *dyschromatopsie* donnée à cette affection. La dyschromatopsie peut être, comme l'achromatopsie, complète ou partielle.

Les dyschromatopes voient le spectre solaire de même étendue que l'œil normal. Les erreurs commises par les achromatopes partiels sont parfaitement reconnues par les dyschromatopes. Seulement certaines couleurs ne sont pas distinguées, à moins qu'elles ne soient très-vives. Les couleurs assez voisines sont confondues : le violet est souvent pris pour du bleu, l'orangé pour du rouge clair, le rose pour du bleu ou du violet clair, etc. Quant aux nuances très-claires, elles sont confondues avec le blanc, et celles qui sont foncées paraissent grises ou noires.

Dans les cas les moins prononcés, les malades se comportent à l'examen fonctionnel comme le feraient des personnes peu intelligentes, ou peu exercées en matière de couleurs, car, en regardant attentivement, elles parviennent quelquefois à distinguer des couleurs d'abord confondues.

Par contre, les cas les plus accusés rappellent souvent la véritable achromatopsie. Je suis convaincu, du reste, que bien des observations de cette dernière affection ne sont que des dyschromatopsies mal étudiées. Il faut, pour un tel examen, plus de patience et de précautions qu'on ne saurait croire.

En effet, la perception des couleurs est influencée par un grand nombre de circonstances :

On doit tenir grand compte à la fois de l'*intensité et de l'étendue de la couleur*, du *fond* sur lequel elle apparaît, et de l'*éclairage général*.

Si l'on méconnait l'influence d'un seul de ces facteurs, on peut trouver de l'achromatopsie dans tous les yeux sans exception.

Voici une carte sur laquelle j'ai collé de petits papiers carrés de couleurs vives, de 2 millimètres de côté, d'une part sur fond blanc, de l'autre sur fond noir.

Plaçons cette carte à une distance d'environ 10 mètres ; vous voyez que chaque petit carré vous apparaît comme un point plus ou moins clair, mais sans aucune apparence de coloration.

Agrandissons l'étendue de ces carrés, ou, ce qui revient au même, diminuons leur distance, et vous les voyez apparaître successivement avec leur couleur propre : vous distinguez d'abord l'orange, puis le jaune, le vert, le rouge, le bleu et enfin le violet.

Vous devez faire aussi une remarque importante : c'est que la plupart des couleurs sont bien mieux reconnues sur fond noir que sur fond blanc. De loin, certaines couleurs paraissent noires sur un fond blanc; telles sont le rouge, le bleu et le violet ; à la même distance, elles sont au con-traire bien reconnues sur un fond noir.

Quant aux fonds colorés, ils font surtout ressortir leurs couleurs complémentaires : sur un fond rouge, par exemple, la couleur verte ressort bien mieux qu'aucune autre. Aussi ne doit-on jamais, pour l'examen de la perception des couleurs, se servir d'un fond coloré, mais seulement d'un fond noir.

Ce qui influe surtout sur la perception des couleurs, c'est l'intensité de la couleur et celle de l'éclairage général. Vous savez, Messieurs, que, pendant le crépuscule, les couleurs deviennent de moins en moins distinctes et finissent par disparaître : c'est d'abord le violet qui n'est plus recon-nu, puis le vert, le jaune et enfin le rouge et le bleu.

Pendant la nuit nous reconnaissons tout au plus la forme des objets suivant leurs différences de clarté, mais nous ne voyons pas leur couleur.

Pour étudier l'influence de l'intensité des couleurs sur leur perception, nous n'avons qu'à les combiner avec du noir sur le disque rotatif, et nous verrons alors quelle est la quantité minimum qu'exige chaque couleur pour être reconnue. Il en faut souvent une proportion assez grande, jusqu'à 10° pour 360° du mélange.

Tous ces faits nous prouvent que l'œil normal lui-même se trouve dans un état de dyschromatopsie ou même d'a-chromatopsie par rapport à des couleurs peu étendues, peu éclairées ou peu intenses. En d'autres termes, la dyschro-matopsie n'est souvent que l'exagération d'une défectuosité de l'œil sain. Entre l'œil normal et l'œil achromatope, il y a, en passant par les divers degrés des troubles de la per-ception des couleurs, une série progressive de nuances graduelles et insensibles.

Ce fait n'est pas encore connu partout. Il résulte en partie d'observations que j'ai faites sur des yeux sains et malades et qui m'ont conduit à d'autres résultats importants.

On avait toujours cru que les parties périphériques de la rétine étaient achromatopes. On basait cette opinion sur ce fait, vrai en lui-même, que des morceaux de papiers colorés, vus sous un angle de 80°, paraissent tous incolores, et que, pour être reconnus, il faut les approcher plus ou moins du point de fixation.

Mais j'ai pu constater qu'il suffit d'augmenter assez leur intensité ou leur éclairage, pour que toutes les couleurs soient reconnues jusqu'aux limites extrêmes du champ visuel.

De là ressortent, pour l'examen de la perception des couleurs, des indications importantes, et vous voyez qu'il est indispensable, dans cette exploration, de tenir compte non-seulement de la composition des couleurs dont nous nous servons, mais encore de leur étendue, de leur intensité, et de l'éclairage ambiant.

Après tout ce que nous venons de dire, peu de mots suffiront pour vous exposer les méthodes d'exploration. Elles découlent pour ainsi dire directement de ce qui précède.

Il ne suffit évidemment pas de montrer au malade une série de couleurs en l'engageant à les désigner, ni de lui faire reconnaître les différentes parties d'un spectre solaire.

Un achromatope partiel peut très-bien arriver à appeler par leurs noms les couleurs mêmes qu'il ne voit pas comme nous, il les distingue alors, soit par leurs différences de clarté, soit par d'autres indices que l'usage lui a appris.

On fait bien cependant de présenter au patient une série de couleurs diverses pour se fixer tout d'abord sur le genre des troubles qui sont en jeu. Mais il faut disposer de nuances nombreuses et variées. La série dont je me sers se compose, par exemple, de 350 échantillons différents.

On engage la personne examinée à choisir dans ce nombre les échantillons qui lui paraissent de la même couleur, opération qu'un œil normal fait en quelques minutes.

Un dyschromatope s'y prendra avec difficulté et hésitation, et confondra certaines couleurs mates de différentes nuances.

Un achromatope partiel fera encore de plus grosses erreurs, et rangera, par exemple, les étoffes vertes à côté des rouges, les bleues à côté des jaunes, etc.

Cela doit vous dire déjà sur quelles couleurs vous avez à insister dans votre examen.

Vous pouvez ensuite montrer au sujet un spectre solaire gradué. Ce spectre est-il vu avec son étendue normale? Paraît-il raccourci à l'une de ses extrémités? A-t-il dans son étendue des parties obscures? Le maximum de clarté paraît-il être au même endroit que pour l'œil normal? Ce sont là autant de questions qui vous permettront de décider si l'œil examiné est achromatope partiel ou non.

Pour plus de sûreté, vous pouvez chercher à produire sur le disque rotatif un mélange de *deux couleurs fondamentales* qui fassent sur l'œil examiné le même effet qu'un mélange de blanc et de noir. Si vous ne pouvez y parvenir, cet œil n'est pas atteint d'achromatopsie.

Quant à la dyschromatopsie, je me sers, pour la déterminer, de ma méthode des *intensités minima*. Je cherche, au moyen du disque rotatif, quel est le minimum d'une couleur donnée qu'il faut ajouter au noir pour que cette couleur soit reconnue.

Cette méthode est simple et d'autant plus rationnelle qu'elle donne des résultats très-nets par eux-mêmes et qui ne s'appuient sur aucune idée théorique préconçue. Quand il s'agira de compléter ou de réformer la théorie de Young-Helmholtz, de tels faits, fidèlement constatés sans aucune interprétation, auront toujours une valeur réelle pour la solution de ce grand problème d'optique physique et physiologique.

TREIZIÈME LEÇON

De la vision indirecte et du champ visuel

Messieurs,

Les fonctions de l'œil qui nous ont occupés dans les dernières conférences, acuité visuelle, réfraction, perception des couleurs, se rapportaient toutes à la vision directe ; en d'autres termes nous avons exploré uniquement les fonctions de la macula.

Mais, comme la rétine s'étend bien au-delà de la macula, notre vue est loin d'être bornée au point de fixation ; elle embrasse, au contraire, une grande étendue périphérique dans laquelle les objets sont vus indirectement, et l'on nomme cette étendue le *champ visuel*. Le champ visuel est donc l'ensemble des objets qu'un œil peut voir en gardant une position fixe. Et de même qu'on appelle *vision directe* celle qui s'exerce avec la macula, on appelle *vision indirecte* ou *périphérique* celle qui s'exerce avec le reste de la rétine.

C'est l'exploration de la vision indirecte et des limites du champ visuel, qui nous occupera aujourd'hui.

La vision indirecte, quoique bien indistincte et imparfaite en comparaison de la vision centrale, n'est cependant pas moins importante que cette dernière pour l'individu. Sans la vision périphérique nous serions dans l'état d'un homme qui voudrait se conduire en regardant à travers un long tube étroit ne laissant apercevoir que l'objet fixé. Il lui serait impossible de voir de côté sans tourner incessamment la tête. Quelle difficulté n'aurait-on pas à s'orienter avec une vue semblable, c'est-à-dire avec un champ visuel réduit à la vision centrale ?

Il est, en effet, assez remarquable que sans regarder directement le sol, nous puissions marcher avec sécurité sur le terrain le plus inégal et éviter les obstacles qu'il présente. Cela ne serait pas possible sans l'intégrité de la partie supérieure de notre rétine, celle qui correspond à la partie inférieure du champ visuel.

C'est encore le fonctionnement de cette partie de la rétine qui permet à un joueur de piano de fixer son regard uniquement sur la musique qu'il interprète, parce que sa vision indirecte surveille pendant ce temps les mouvements de ses doigts. Essayez de marcher ou de jouer du piano en plaçant au-dessous de vos yeux un écran horizontal, et vous vous convaincrez de ce que vous aurez perdu en vous privant d'une partie de la vision indirecte.

Les mouvements qu'un chef d'orchestre exécute avec ses bras ne sont pas, par la même raison, aussi superflus qu'ils pourraient paraître tout d'abord. Les musiciens, quoique ne pouvant détourner les yeux de leurs notes, perçoivent pourtant comme une ombre, grâce à la périphérie de leur rétine, le va et vient du bâton de leur chef.

On pourrait facilement multiplier les exemples, car toute occupation de notre part, toute circulation dans les rues ou dans nos maisons, seraient extrêmement difficiles si nous ne jouissions de la vision indirecte. C'est elle, en somme, qui nous avertit de tout ce qui s'approche de nous et nous menace d'un côté ou d'un autre.

Quant à la pathologie de la vision indirecte, elle nous paraît si importante, que nous en avons réservé l'étude pour une leçon spéciale.

Nous devons avant tout nous occuper de savoir comment on examine le champ visuel, d'une part sous le rapport de ses *limites*, d'autre part au point de vue de ses *fonctions.*

Apprenons donc d'abord à mesurer l'étendue du champ visuel.

On a cru y arriver en faisant fixer un point tracé sur un tableau noir, et en marquant sur ce tableau les limites jusqu'où l'œil examiné pouvait encore distinguer un objet blanc qu'on éloignait graduellement du point central. Mais cette méthode est absolumeut *insuffisante* et *inexacte*.

Pour vous convaincre de son *insuffisance*, fixez avec un œil l'index de la main gauche et agitez en même temps la main droite sous un angle de plus en plus grand avec la ligne visuelle ; vous verrez alors que du côté externe ainsi que dans tout le quart inférieur et externe du champ visuel, l'œil distingue les mouvements de la main sous un angle de 90 degrés et plus. Les limites de toute cette partie

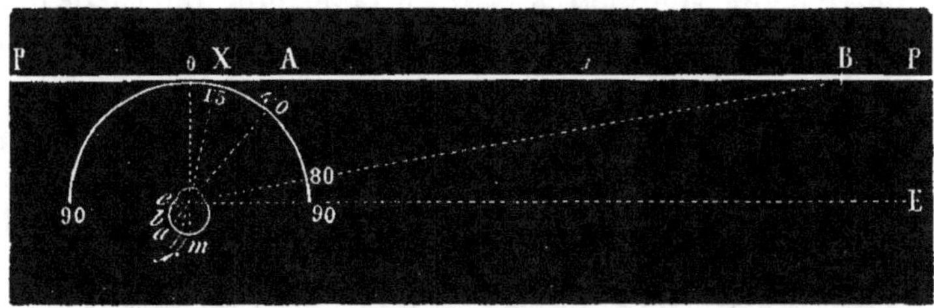

Fig. 21.

du champ visuel ne sauraient donc être déterminées à l'aide d'un plan, attendu que les rayons venus des objets périphériques tombant dans l'œil perpendiculairement à la ligne visuelle, sont nécessairement parallèles au plan et ne peuvent par conséquent émaner de celui-ci.

Regardez par exemple la figure 21. Soit PP la section du plan sur lequel on essaie de déterminer le champ visuel, ou le point de fixation. Les rayons lumineux Ee qui tombent dans l'œil sous un angle de 90° avec la ligne visuelle, ne proviennent pas du plan PP, puisqu'ils lui sont parallèles.

Mais, quand même il serait possible de circonscrire tout le champ visuel sur un plan, cette méthode serait encore *inexacte*. En effet, nous ne désirons pas seulement déterminer les limites du champ visuel, mais aussi les fonctions des parties excentriques de la rétine. Pour cela, nous nous servons d'objets témoinsa,nalogues à ceux que nous avons employés pour la vision centrale. Or, il est évident qu'en promenant sur un plan, soit une des lettres de l'échelle typographique, soit un carré coloré pour voir si ces objets sont distingués ou non par une partie donnée de la rétine, nous examinons les différentes parties de cet organe dans des conditions tout à fait inégales : l'objet se trouvera en effet plus éloigné de la rétine à mesure qu'il s'écartera du point de fixation.

Ainsi, en supposant l'œil à 30 centimètres du tableau, une partie (a) située à 40 degrés de la macula (m) est éloignée de 39 centimètres (aA) du tableau et une partie b, située à 80 degrés de la macula, se trouvera à une distance de 173 centimètres (bB).

Ce n'est que jusqu'à 45 degrés que les différences de distance sont négligeables ; au-delà, elles s'accroissent dans des proportions telles, que toute comparaison entre la vision directe et la vision indirecte devient réellement impossible. Pour pouvoir examiner le champ visuel dans toute son étendue et dans des conditions comparables pour tous les points de la rétine, il faut évidemment placer l'œil au centre d'une sphère dont il fixera l'un des pôles. On déterminera les limites du champ visuel à l'aide des angles maximums sous lesquels les objets seront encore distingués, et on examinera les fonctions de la vision indirecte en promenant des objets sur la surface interne de la sphère. Cette méthode est la seule rationnelle, parce que la sphère permet de déterminer le champ visuel jusqu'à ses dernières limites, et que, de plus, les objets témoins se trouvent toujours à la même distance de la partie de l'œil examinée.

Or, on peut obtenir une sphère de différentes façons. Le moyen le plus pratique est donné par le *périmètre*, dont

Aubert s'est servi le premier, et auquel nous avons donné la forme suivante (*Fig. 22*) :

Le périmètre consiste essentiellement en un arc de cercle de la valeur d'une demi-circonférence, qui, en tournant autour de son sommet, décrit dans l'espace un hémisphère au centre duquel se trouve l'œil examiné.

Cet arc de cercle est représenté en P dans la figure, et

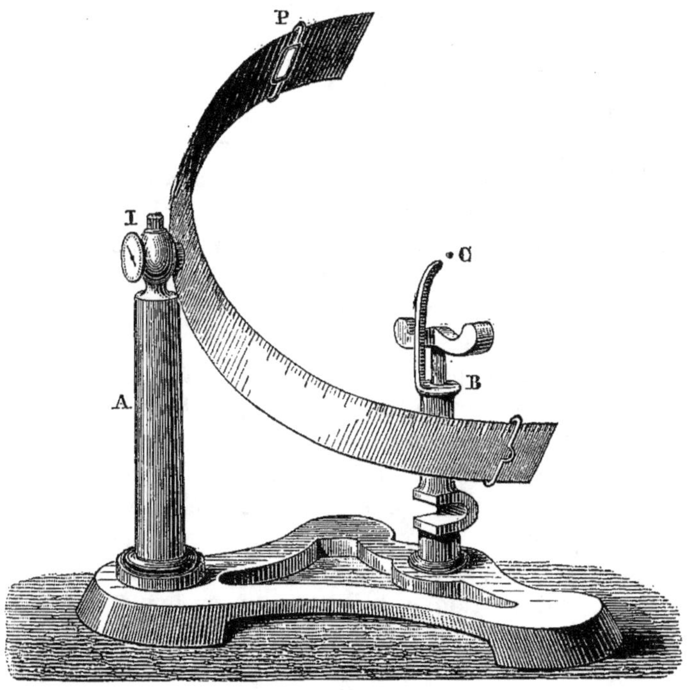

Fig. 22.

son sommet est supporté par une colonne de métal (A). Vis-à-vis de cette première colonne, et fixée sur le même support, se trouve une seconde pièce cylindrique B, d'une hauteur telle, que sa partie supérieure recourbée légèrement soit juste au niveau de la paroi orbitaire inférieure quand l'œil examiné est au centre C de l'arc. Pour que cette dernière condition soit remplie, il faut donc que cette tige C vienne appuyer contre le bas de l'orbite correspondant. Reste à fixer le menton : pour cela, une pièce de bois transversale peut glisser le long de la colonne B, soit en bas ou en haut, soit autour de l'axe. Cette pièce de bois est creusée de deux échancrures latérales sur l'une desquelles le menton peut s'appuyer.

Veut-on, par exemple, examiner l'œil gauche, le menton, pour que la tête garde sa rectitude, doit s'appuyer sur la rainure du côté droit ; on devra donc élever suffisamment cette pièce pour que, la tête étant soutenue par elle, l'orbite inférieure gauche soit juste au niveau du sommet de la tige et vienne s'appuyer sur lui. De cette façon, le centre optique de l'œil est au centre C de la sphère que décrira l'arc en tournant autour de son pôle.

Notre arc est divisé en degrés, à partir du point 0° qui indique son sommet, jusqu'à 90° de l'un et de l'autre côté. La division est tracée à l'extérieur de l'arc.

Quant à l'inclinaison méridienne de celui-ci, elle se lit sur un petit cadran vertical tangent au sommet de l'arc, et ayant précisément ce sommet pour centre autour duquel se meut, dans le plan de l'arc, une aiguille I tournant en même temps que ce dernier.

L'intérieur de l'arc est noirci, sauf le point de fixation centrale. Quant à l'objet dont on se sert pour explorer la vision indirecte, papier blanc ou coloré, figure ou lettre typographique, on peut, soit le faire mouvoir avec une pince, soit le guider de l'extérieur en le plaçant dans un curseur qui glisse le long de l'arc et dont un bras postérieur indique le degré correspondant de l'arc.

Pour des mensurations délicates aux environs de la tache jaune, on a tracé à l'intérieur aux environs du centre jusqu'à 20°, une division en demi-degrés. C'est à l'aide de cette division que nous avons fait nos déterminations de la distance entre le point de fixation et la tache de Mariotte, c'est-à-dire entre la macula et le nerf optique.

Pour déterminer les limites du champ visuel, voici comment on procède :

La tête du sujet étant fixée de la façon indiquée précédemment, et l'œil examiné se trouvant au centre de la sphère décrite par l'arc du périmètre, on recouvre l'œil inactif à l'aide d'un bandeau plutôt qu'avec la main ou un

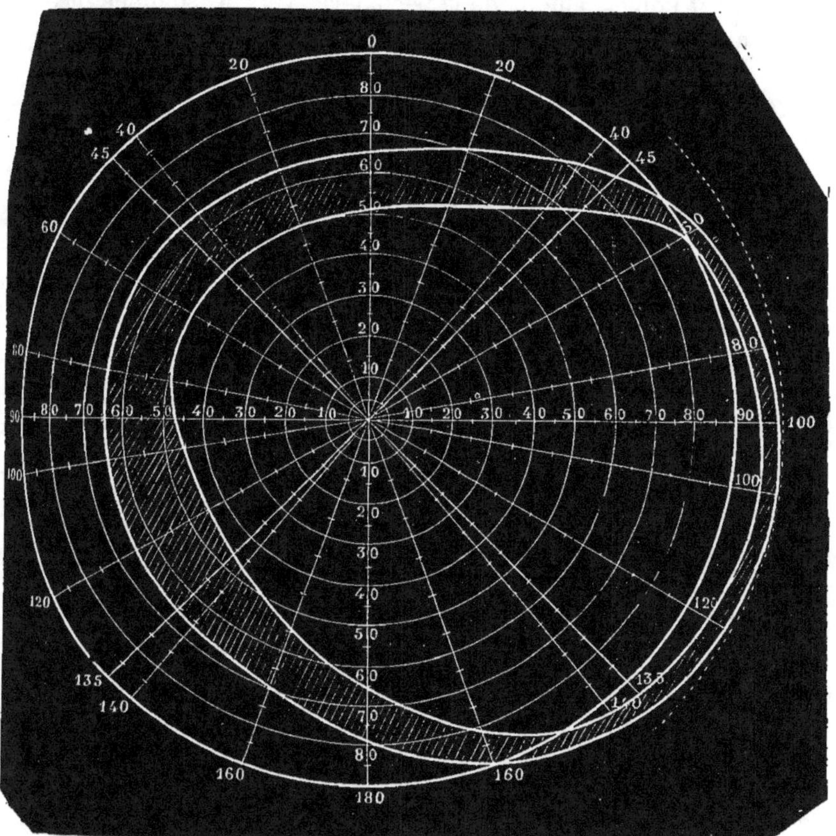

Fig. 23.

mouchoir, dont l'épaisseur pourrait rétrécir les parties internes du champ visuel.

On recommande alors au sujet de fixer exactement le petit point blanc marqué au centre de l'arc, tandis que, se plaçant derrière l'arc du périmètre, l'explorateur contrôle avec soin la direction de l'œil et réprime ses moindres déplacements. Puis, l'arc du périmètre étant maintenu dans un plan déterminé, par exemple d'abord dans le plan horizontal, on fait avancer progressivement l'objet témoin de la périphérie vers le sommet, jusqu'au point où il est reconnu par l'œil en expérience. Ce point indique la limite du champ visuel pour le plan méridien correspondant. L'opération étant faite pour un des côtés de l'arc, est recommencée pour l'autre côté.

C'est ensuite le tour d'un autre méridien, dans le plan duquel on place l'arc du périmètre, et pour lequel on détermine de la même façon la limite à laquelle l'objet est reconnu en partant de la périphérie.

Il est d'ordinaire suffisant d'examiner seulement quatre méridiens, l'horizontal, le vertical et les deux intermédiaires, c'est-à-dire qu'on examine les méridiens de 45 en 45 degrés.

Le champ visuel, ainsi déterminé, est inscrit sur un schéma qui représente une projection de la sphère (projection *équidistante polaire*). (*Fig. 25*). Ce schéma consiste en une série de cercles concentriques traversés par des diamètres. Le centre o de la figure correspond au point de fixation et les diamètres aux différents plans de l'arc, c'est-à-dire aux méridiens dans lesquels on a exécuté la mensuration. Chaque diamètre porte à ses extrémités un chiffre qui indique le degré d'inclinaison du méridien correspondant sur la verticale; cette division correspond nécessairement à celle du cadran I du périmètre. Les rayons sont eux-mêmes divisés, depuis le centre, en parties égales correspondant chacune à 5° de la division de l'arc; le 0° correspond au sommet de l'arc, le 90° à son extrémité.

Il est facile, d'après cela, de reporter sur ce schéma les résultats obtenus par l'examen du champ visuel. Deux de ces projections sont habituellement placées l'une à côté de l'autre sur la même feuille : celle de droite correspond à l'œil droit du malade, celle de gauche à l'œil gauche. La partie externe du champ visuel de l'œil droit répond au côté droit de la figure correspondante, la partie interne au côté gauche. L'inverse a lieu nécessairement pour l'autre œil.

Cela dit, supposons que l'on examine l'œil droit : a-t-on d'abord exploré le méridien horizontal, et trouvé 85° du côté externe, 40° du côté interne, on cherchera, sur la figure de droite, le diamètre horizontal, et sur le rayon de droite on fera une marque à la division numérotée 85°, tandis qu'on marquera le 40° degré sur le rayon de gauche. On passera ensuite, par exemple, au méridien intermédiaire incliné de 45° sur la droite par sa partie supérieure, on cherchera, sur la figure, le diamètre correspondant, et c'est sur lui que devront être marqués les degrés trouvés dans l'expérience. Quand on a ainsi reporté les chiffres obtenus pour chaque méridien, on n'a plus qu'à réunir, par un trait continu, les différents points isolés.

La courbe interne de la figure 23 a été obtenue de cette manière et indique l'étendue du champ visuel de mon œil droit quand je fixe invariablement le sommet de l'arc (centre de la figure).

Mon champ visuel s'étend donc : en dehors à 95°, — en haut à 53°, — en dedans à 47° — en bas à 65°.

Ainsi, le champ visuel est loin d'être circulaire, comme on pourrait le croire *a priori*. Il a sa plus grande étendue en dehors et à la partie inféro-externe. La partie supérieure et surtout la partie interne sont beaucoup moins étendues.

On serait tenté d'attribuer cette limitation à la présence des os du crâne. Le rebord supérieur de l'orbite et le dos du nez apportent, en effet, un obstacle sensible à la vision indirecte.

L'influence du nez peut être éliminée par une légère rotation du support mentonnier autour de son axe, comme le permet notre périmètre. Pour écarter tous les obstacles, il faudrait, pour chaque méridien, fixer un point situé à 30° dans la direction opposée à celle de la mensuration. Dans ces conditions, on obtient la courbe externe de la figure ; mais vous voyez que, malgré ces précautions, le champ visuel reste encore rétréci dans les directions indiquées.

Ce fait tient en partie à ce que la rétine ne s'avance pas autant en dehors qu'en dedans du globe oculaire, mais la raison principale est que sa partie externe est moins exercée que sa partie interne. En effet, nous nous orientons du côté gauche, non avec la partie externe de la rétine de l'œil droit, mais avec la partie interne de celle de l'œil gauche, tandis que la partie externe de cet œil gauche est également remplacée par la partie interne de l'œil droit. Il s'ensuit que les fonctions des parties moins exercées se développent moins, et que le champ visuel correspondant à ces parties est moins étendu. Cette explication, que j'ai donnée en 1872, est confirmée par les expériences récentes de Donders.

Après avoir déterminé ainsi les *limites* de la vision indirecte, nous devons en examiner les *fonctions* suivant les mêmes principes qui nous ont guidés pour la vision directe.

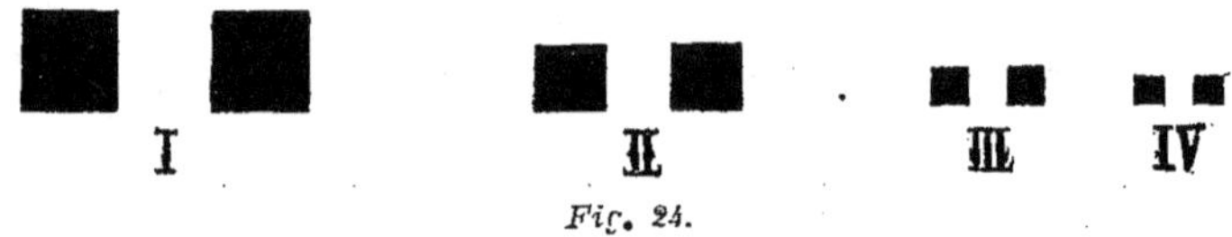

Fig. 24.

L'acuité visuelle des parties périphériques de la rétine n'a été le sujet que de très-peu de recherches. Nous l'avons, pour notre part, examinée à Utrecht avec notre confrère Ito. Nous nous servions, comme objets, de deux petits carrés noirs sur fond blanc, identiques à ceux (I, II, III, IV) reproduits dans la figure 24.

En les introduisant successivement dans le curseur de mon périmètre, nous déterminions, pour chacun, le degré où l'œil distinguait les deux points l'un de l'autre. Il est étonnant de voir jusqu'à quelle petite distance il faut rapprocher ces objets du centre pour que les deux points soient perçus séparément.

Les schémas que voici (*Fig. 25*) indiquent les limites des différents champs visuels pour chaque grandeur des objets périphériques ; les chiffres les plus rapprochés du centre de la figure correspondent au n° IV, les seconds au n° III, les troisièmes au n° II, les plus périphériques au n° I de nos objets types. Les expériences nous montrent que l'acuité visuelle est le mieux développée dans les parties supérieure et supéro-externe de la rétine, tandis qu'elle est au minimum dans les parties inférieures et externes.

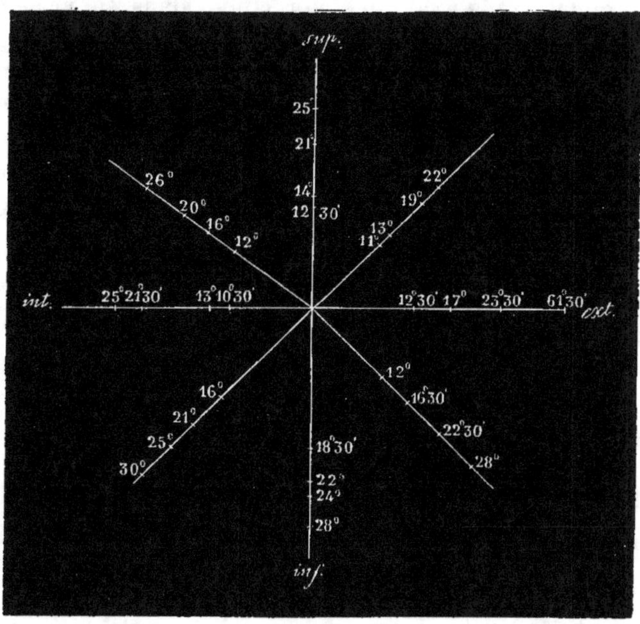

Fig. 25.

Quant à la *perception des couleurs* des parties excentriques de la rétine, on la détermine en introduisant dans le curseur du périmètre différents papiers colorés, et en les rapprochant de la périphérie vers le centre jusqu'à ce que la couleur soit reconnue; on trouve que les courbes des diverses couleurs diffèrent notablement des limites du champ visuel général, c'est-à-dire de celles du blanc.

En nous servant de papiers vivement colorés et d'une étendue de 4 centimètres carrés, nous avons constaté d'abord que l'œil normal reconnaît les mouvements de ces objets à la périphérie du champ visuel longtemps avant d'en distinguer les couleurs.

En partant de la périphérie, c'est la couleur bleue qui est reconnue la première ; son champ visuel s'étend presque jusqu'aux limites du champ visuel général. Puis vient le jaune clair, qui paraît d'abord blanc. L'orangé paraît longtemps jaune avant d'être reconnu dans sa vraie couleur. Le rouge, qui vient ensuite, paraît d'abord presque noir, puis brun foncé, brun et enfin rouge. Le champ visuel du vert est encore moins étendu que celui du rouge. A la périphérie, il fait généralement l'impression de blanc ou de gris ; plus près du centre, le vert clair paraît jaune ; le vert foncé bleu grisâtre. Ce n'est généralement qu'après qu'il est reconnu comme vert.

Quant au violet, il fait longtemps l'impression de bleu avant d'être distingué comme violet, mais ses limites sont d'autant plus étendues que son ton est plus pur.

En pratique, il suffit de mesurer les champs visuels du rouge, du vert et du bleu, parce que, comme nous l'avons constaté, le champ visuel du jaune diffère généralement peu de celui du bleu, et que celui de l'orangé est toujours situé entre les limites du jaune et celles du rouge ; le violet n'est pas une couleur très-propre aux expériences pratiques.

Vous voyez sur ce tableau (*Fig. 26*) les courbes qui indiquent les limites du champ visuel des différentes couleurs. Ce sont les limites moyennes que j'ai constatées sur plusieurs yeux normaux. Toute la partie comprise entre le centre (point de fixation) et chaque courbe distingue la couleur du carré, le reste de la rétine ne la perçoit pas (dans les conditions précédemment indiquées).

On se tromperait d'ailleurs gravement si l'on s'imaginait que la perception de chaque couleur est dans toute l'étendue de son champ visuel, aussi vive qu'au centre. Il y a, en effet, une grande différence dans l'apparence de la même couleur, selon qu'on la voit directement ou plus ou moins de côté. Les courbes indiquent seulement les limites du champ visuel où l'individu examiné donne à la couleur son vrai nom, mais elle est alors encore loin d'être saturée. Elle ne le devient complétement que dans la vision directe.

On a longtemps cru, et vous trouverez encore cette opinion énoncée dans beaucoup de manuels d'ophthalmologie et d'optique physiologique, que les parties périphériques de la rétine étaient achromatopes. On est encore allé plus

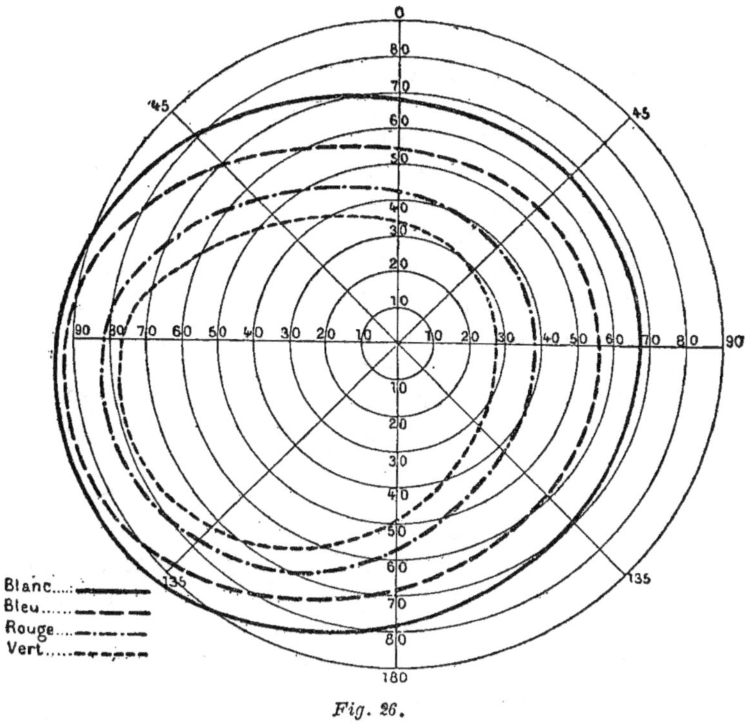

Fig. 26.

loin, et l'on a fondé, sur cette présomption, une théorie de la physiologie de la rétine. Puisque dans les parties rapprochées de la macula les cônes prédominent, tandis qu'ils manquent presque complétement à la périphérie, on n'a pas hésité à en conclure que les cônes étaient préposés à la perception des couleurs, tandis que les bâtonnets ne percevaient que la lumière quantitative.

Il n'en est rien, Messieurs : ce qu'on trouve avec les couleurs de papiers colorés, d'une étendue donnée et, à un éclairage moyen, n'est vrai que dans ces conditions spéciales. Nous avions déjà constaté que nos limites des couleurs pouvaient subir de petits changements sous l'influence de l'éclairage et du fond ; le champ visuel de chaque couleur s'agrandit lorsque celle-ci est plus intense ou mieux éclairée.

Pour déterminer jusqu'à quel degré le champ visuel peut s'étendre dans ces conditions, nous avons examiné la périphérie de notre rétine dans une chambre absolument obscure. La lumière solaire directe n'y entrait qu'à travers une fente et formait, en passant par un prisme, un spectre solaire, d'une très-grande intensité. De ce spectre nous avons isolé les différentes couleurs principales, et en les faisant tomber sur la périphérie de notre rétine, nous avons pu constater ce fait important, que toutes les couleurs sont reconnues jusqu'aux dernières limites du champ visuel, dès qu'elles sont assez intenses, assez étendues, et qu'elles contrastent suffisamment avec le fond ou avec l'éclairage général.

Il résulte de cette découverte, que la prétendue spécialité fonctionnelle des cônes et des bâtonnets n'existe pas, et que, dans chaque détermination de ce genre, on doit indiquer exactement, en même temps que la nature de la couleur employée, sa saturation, son intensité, son étendue, ainsi que le fond sur laquelle elle est perçue, et l'éclairage de l'espace où l'on a fait l'expérience.

Il est évident que, pour la pratique, nous n'avons nullement besoin de couleurs à leur maximum d'intensité. Des papiers colorés d'environ 2 centimètres de côté peuvent très-bien nous servir pour l'exploration des cas pathologiques, pourvu qu'on indique toujours l'éclairage, la nature de la couleur, son étendue, et sa distance à l'œil. Les résultats ainsi obtenus seront directement comparables avec ceux que fournit l'œil sain dans les mêmes conditions.

Si vous comparez les fonctions de la vision indirecte avec ce que devient la vision centrale sous l'influence de la diminution de l'éclairage, vous ne pourrez pas vous défendre de trouver une certaine analogie entre l'imperfection croissante avec laquelle sont distinguées les formes et les couleurs des objets quand ils s'éloignent du point de fixation vers la périphérie, et la difficulté avec laquelle ils sont vus directement lorsque l'éclairage s'affaiblit. C'est surtout depuis que nous avons constaté que l'imperfection de la perception indirecte des couleurs était simplement le résultat de leur manque d'intensité lumineuse, qu'on a été tenté d'expliquer toutes les différences qui existent entre la vision directe et la vision indirecte par le manque relatif d'éclairage des parties périphériques de la rétine. On a voulu dire qu'entre les fonctions de la vision directe et celles de la vision indirecte, il n'y avait aucune différence de nature, mais seulement des différences de degrés, les parties excentriques de la rétine ayant besoin, pour répondre à des excitations de même nature, d'une intensité plus grande de l'excitant. En d'autres termes, on a cru que la perception des formes (acuité visuelle) et la perception des couleurs, diminuent dans des proportions égales, soit qu'on diminue l'éclairage, soit qu'on éloigne progresivement l'objet du point de fixation.

Nous avons cherché à éclaircir cette question par des expériences directes. Nous avons déterminé l'acuité visuelle et la perception des couleurs d'une partie excentrique de la rétine, puis nous avons diminué l'éclairage juste assez pour que l'acuité visuelle centrale fût égale à celle déterminée précédemment pour cette partie, et, à cet éclairage diminué, nous avons déterminé la perception des couleurs pour la vision centrale. Ces expériences ont démontré que les deux sensibilités considérées au centre et dans le reste de la rétine, ne varient nullement dans les mêmes proportions. Pour une acuité visuelle égale, la perception des couleurs est beaucoup plus vive à la péri-

phérie qu'au centre, ou réciproquement : à égalité de la
perception des couleurs, l'acuité visuelle est beaucoup plus
élevée dans la vision directe que dans la vision indirecte.
L'acuité visuelle diminue donc bien plus rapidement en éloignant l'objet du point de fixation qu'en diminuant progressivement l'éclairage de l'objet fixé.

Après avoir déterminé les limites du champ visuel, il
faut que nous songions à déterminer, s'il y a lieu, les lacunes ou *scotomes* qui peuvent exister dans son intérieur.
Cet examen, je pense, n'a rien qui puisse vous embarrasser,
et il vous suffira de relever, pour les différents méridiens
les limites entre lesquelles disparaissent les objets ou les
couleurs distinguées plus périphériquement.

Il est une de ces lacunes qui est constante, physiologique,
et sur laquelle vous devez être parfaitement fixés; c'est
celle qui correspond à l'entrée du nerf optique, et vous la
connaissez déjà sous le nom de *punctum cœcum* ou *tache
de Mariotte*. Vous savez que la papille optique se trouve
en dedans et un peu en haut de la macula; vous devez rencontrer, par conséquent, dans le champ visuel la lacune
correspondante, en dehors et légèrement en bas du point
de fixation et, de fait, elle se trouve généralement à 15°
en dehors et à 3° en bas, dans l'œil emmétrope. Dans la
figure 21 par exemple, qui représente l'œil droit, *m* est la
macula, *x* correspond au nerf optique et X à la place de la
tache de Mariotte sur le plan PP. Elle est à 15° du point de
fixation O. D'après les nombreuses expériences que j'ai
faites à ce sujet et d'après celles de Dobrowolsky, cet intervalle est plus grand chez les hypermétropes, et plus
petit chez les myopes. Cela veut dire que, sur un plan situé
à une distance de 30 centimètres de la cornée, vous com-
mencerez à la rencontrer à 8 centimètres environ du point
fixé. Vous pourrez en tracer les limites en faisant avancer,
dans différents sens, un crayon sur ce plan et marquant
les endroits où la pointe de votre crayon commence à disparaître. C'est ainsi que j'ai pu, un très-grand nombre

de fois, dessiner ma tache de Mariotte et en mesurer l'étendue. C'est une lacune de forme ovale, à grand diamètre vertical. Pour mon œil droit, et pour une distance de 35 centimètres de la cornée au plan de projection, sa hauteur est de 52 millimètres en moyenne, et sa largeur de 44. Cette expérience est assez facile à répéter, cependant les limites sont difficiles à préciser dans certaines directions, à cause de l'émergence des vaisseaux rétiniens, dont les troncs arrêtent eux-mêmes la lumière. Du reste, on peut rencontrer même dans l'intérieur du champ visuel de petites lacunes physiologiques dues à la présence de vaisseaux à l'endroit où se forme, sur la rétine, l'image du point considéré.

QUATORZIÈME LEÇON.

Du champ visuel (*suite*).

Messieurs,

Maintenant que nous avons appris à explorer les fonctions et les limites de la vision indirecte, il nous reste à appliquer ces notions aux nombreux cas pathologiques dans lesquels elle peut être troublée. Nous en parlerons brièvement, relevant seulement les faits importants, car il n'y a pas de lésion de l'intérieur de l'œil qui ne soit accompagnée de symptômes périmétriques. — De plus, toutes les maladies de l'encéphale et de la moelle épinière qui se manifestent dans l'organe de la vue commencent par troubler la forme et les fonctions du champ visuel.

Parmi les maladies, purement oculaires, nous citerons en premier lieu le glaucôme. Un de ses premiers symptômes est un rétrécissement de la partie interne et supérieure du champ visuel. Ce symptôme est si caractéristique, que c'est de lui surtout que dépend le diagnostic dans les cas douteux.

Les hémorrhagies dans le tissu de la rétine causent nécessairement l'abolition complète de la vision des parties qu'elles envahissent. Ce fait se manifeste par des scotomes fixes dans le champ visuel. Le périmètre devient dans ces cas un moyen précieux, et plus délicat que l'ophthalmoscope, pour suivre la marche de la maladie, qui est indiquée directement par l'accroissement ou la diminution des scotomes. Aussi longtemps que les limites des scotomes sont indécises et variables, le processus continue.

Une autre maladie très-fréquente se révèle par des scotomes dans le champ visuel, c'est la choroïdite disséminée, qui passe rarement sans entraîner des altérations de la rétine. Elle se manifeste tout d'abord à la périphérie, où l'ophthalmoscope est souvent impuissant à la découvrir. Or, déjà à cette époque, l'exploration périmétrique accuse son existence par l'irrégularité des limites du champ visuel, ou la présence de scotomes périphériques.

Aucune affection de la rétine ne se produit du reste sans tracer sa marche dans le champ visuel. Le décollement de la rétine, par exemple, entraîne nécessairement la perte d'une partie au moins du champ visuel qui lui correspond. Ainsi vous voyez ici le champ visuel d'un décollement de la partie inférieure de la rétine. Il est rétréci surtout en haut. Celui-ci, qui est rétréci considérablement dans sa totalité, correspond à un décollement rétinien tout autour du nerf optique. Il a formé ainsi une espèce d'entonnoir au fond duquel se trouve le nerf optique. Dans ce cas, il était préférable de prendre la papille comme point de départ de la mensuration. Et, de même que dans l'image ophthalmoscopique, la papille forme le centre du décollement, de même sur le dessin, la tache de Mariotte forme le centre du champ visuel rétréci.

L'importance de la périmétrie dans le décollement de la rétine ne consiste du reste pas seulement dans le diagnostic de celui-ci, qui se fait plus simplement avec l'ophthalmoscope : elle est surtout capitale pour le pronostic. Si le rétrécissement du champ visuel est plus grand que le décollement constaté à l'ophthalmoscope, cela nous prouve qu'une partie de la rétine située au-delà du décollement visible a déjà perdu sa sensibilité; par conséquent nous devons nous attendre à une marche rapidement progressive du décollement. Des cas contraires, où une partie de la rétine décollée est encore sensible, permettent par contre un pronostic plus favorable. Quelquefois, sous l'influence d'un traitement approprié, repos absolu du malade, avec séjour dans l'obscurité, la rétine arrive à reprendre sa place et ses fonctions.

Ce qui caractérise le champ visuel de la rétine décollée, c'est que les diverses limites fonctionnelles sont interrompues au même niveau que les limites externes. Les champs visuels des couleurs, qui sont normalement à peu près parallèles aux limites extérieures du champ visuel général, sont comme coupées à l'endroit où ils entrent dans le domaine du décollement.

Un exemple frappant de la correspondance des symptômes ophthalmoscopiques et périmétriques a été pour moi le cas suivant, dont voici les champs visuels. Un corps étranger était entré dans l'intérieur du globe de l'œil, avait déchiré la rétine et la choroïde et s'était logé dans la sclérotique. Une large extravasation de sang couvrait la partie lésée et le corps étranger également. C'est à cette époque que j'ai trouvé ce premier champ visuel. Il présente une lacune semblable à l'extravasation, seulement dirigée en sens inverse. Quelques jours après, le sang commençait à se résorber : la délivrance de la rétine sous-jacente s'accuse tout de suite par une diminution du scotome.

Plus tard, la plus grande partie de l'extravasation s'était séparée de l'endroit de la lésion. Nous avons par conséquent un scotome qui lui correspond, détaché de la lacune périphérique causée par la déchirure. Enfin, quand tout le sang fut résorbé, ce scotome disparut et il ne resta plus que la lacune périphérique. Nous avons alors laissé le malade quitter la clinique, sûrs d'avoir atteint toute amélioration possible, car on ne pouvait évidemment pas espérer le rétablissement de la partie déchirée de la rétine.

Toutes les inflammations de la rétine trouvent leur expression dans le champ visuel, en affectant les formes, les limites, les fonctions du champ visuel, mais surtout les relations qui existent entre la vision centrale et la vision périphérique d'une part, et, d'un autre côté, entre les champs visuels des couleurs et les limites générales. Ainsi, nous voyons la rétinite pigmentaire accompagnée d'un rétrécissement concentrique de toutes les fonctions de la rétine, et ce rétrécissement se resserre de plus en plus vers le centre, dont l'acuité visuelle reste longtemps assez bonne. Point de scotomes, point d'irrégularités des limites.

Une rétinite syphilitique ou brightique, par contre, attaque de bonne heure la vision directe, tandis qu'elle laisse longtemps intactes les limites du champ visuel. La perception des couleurs est altérée en ce sens que les limites des différentes couleurs sont très-vagues, se croisent quelquefois et changent souvent de place.

Les scotomes sont la conséquence fréquente des apoplexies, des infiltrations et des dégénérescences de la rétine, qui ne manquent presque jamais dans ces maladies.

Quand le nerf optique prend part au processus morbide, on trouve un agrandissement de la tache de Mariotte, provenant de l'exsudation qui s'est faite dans le tissu rétinien environnant la papille optique.

Nul doute que la périmétrie ne parvienne à jeter sur les amblyopies sans cause connue, un jour que l'ophthalmoscope n'a pu leur donner. Il en sera de même, je l'espère, des amblyopies toxiques et hystériques, des amblyopies par suite de pertes sanguines abondantes ou d'une nutrition insuffisante, maladies dont la nature est encore très-obscure. Dans ces cas, les phénomènes périmétriques ont à peu près la même signification que dans les atrophies du nerf optique.

Citors encore en passant le scotome central produit par l'altération de la macula avec l'extension de la tache aveugle, dans la choroïdite postérieure qui cause si souvent la myopie progressive ; le scotome central que produit l'embolie de l'artère centrale de la rétine, par hypérémie ou hémorrhagie de la macula ; le scotome particulier des amblyopies toxiques, scotome central, de petite étendue, *portant souvent seulement sur la couleur rouge*.

Mais, indépendamment de son utilité pour le diagnostic des maladies oculaires proprement dites, la périmétrie a trouvé encore une autre application importante.

Vous savez, messieurs, quelles espérances a fait naître la découverte de l'ophthalmoscope pour le diagnostic des maladies cérébrales. Vous savez que ces espérances ne se sont pas réalisées aussi largement qu'on l'avait attendu. La cause en est facile à donner. Il n'y a guère plus de cinq états différents dans lesquels la papille du nerf optique et la rétine puissent se présenter à l'examen ophthalmoscopique, tandis qu'il aurait dû relever au moins dix espèces de maladies (en faisant abstraction des variétés infinies de siége et d'étendue). C'est la périmétrie qui vient ici en aide à l'ophthalmoscope, et ces deux méthodes d'exploration réunies ont déjà considérablement augmenté le nombre et la valeur des indications relatives aux maladies cérébrales.

Ainsi, un rétrécissement concentrique des fonctions de la vision indirecte accompagné d'une diminution de l'acuité visuelle, indique souvent la névrite de la partie extra-bulbaire du nerf optique alors que l'ophthalmoscope n'en montre encore aucune trace. Une atrophie du nerf peut même s'en suivre sans que l'on ait jamais observé au fond de l'œil les caractères de la névrite optique. L'autopsie fournit alors les preuves du diagnostic en montrant la destruction des fibres nerveuses extra-oculaires, l'hypertrophie du tissu conjonctif, et, comme cause principale, l'existence d'une affection de l'encéphale.

Le symptôme le plus fréquent que nous montre l'ophthalmoscope dans les cas de maladies cérébrales, c'est l'atrophie de la papille. Cette papille blanche, plate, à vaisseaux amincis, est, en effet, le résultat des maladies les plus variées du système nerveux et de l'encéphale, sans que l'examen ophthalmoscopique puisse, pour sa part, nous renseigner sur la cause. Dans les cas fréquents où la vision n'est pas complètement perdue, on fait bien de consulter la périmétrie.

L'atrophie du nerf optique par cause périphérique, c'est-à-dire par suite d'altération de la partie située en deçà du chiasma, cette atrophie, dis-je, attaque les différentes parties et les différentes fonctions de la rétine de manières très-variées. Le champ visuel peut conserver une étendue

relativement grande, malgré l'abolition presque complète
de la vision centrale. Les limites sont généralement irré-
gulières, présentent des sinuosités. Quelquefois il manque
un secteur du champ visuel. Or, dans tous ces cas, le pronostic dépend uniquement de la perception des couleurs.
Si le champ visuel de toutes les couleurs est peu altéré,
surtout si les limites ne suivent pas parallèlement les irrégularités des limites extérieures, le pronostic est favorable,
c'est-à-dire qu'on peut attendre quelque amélioration, ou
tout au moins l'arrêt du processus morbide. Si, par contre, la perception des couleurs a très-peu d'étendue dans
le champ visuel, si elle suit toutes les sinuosités des limites
externes, si certaines couleurs manquent complètement à
la périphérie, le pronostic est très-mauvais, on a affaire
à une atrophie progressive.

Dans ces cas, le champ visuel des couleurs se rétrécit
graduellement ; en premier lieu le violet et le vert ne sont
plus reconnus qu'au point de fixation, puis ils disparaissent complètement ; le violet paraît encore un certain
temps bleuâtre, mais bientôt seulement gris foncé ; le vert
clair fait l'impression de blanc ou de gris clair, le vert
foncé semble gris foncé. Bientôt le rouge suit les deux autres couleurs ; il passe par un stade où le malade le prend
pour brun, enfin, il paraît noir. Ce sont le jaune et le bleu
qui persistent le plus longtemps. Mais peu à peu le jaune
devient blanc, et le bleu est la seule couleur que le malade
distingue jusque dans un stade plus avancé, où l'achromatopsie complète envahit l'œil et rend le pronostic le plus
funeste possible.

Cette diminution du champ visuel des couleurs et cette
disparition de certaines d'entre elles (comme le vert et le
rouge), se retrouvent dans l'alcoolisme, où elles accompagnent l'effrayante diminution de l'acuité visuelle. Dans
ces cas, les limites extérieures du champ visuel peuvent
rester assez étendues, mais l'altération de la perception
des couleurs rend malgré cela le pronostic très-mauvais. On
peut au contraire attendre de bons effets du traitement gé-

néral, quand les courbes des couleurs sont conservées proportionnellement à l'étendue générale du champ visuel.

Les altérations du champ visuel dans l'ataxie et dans

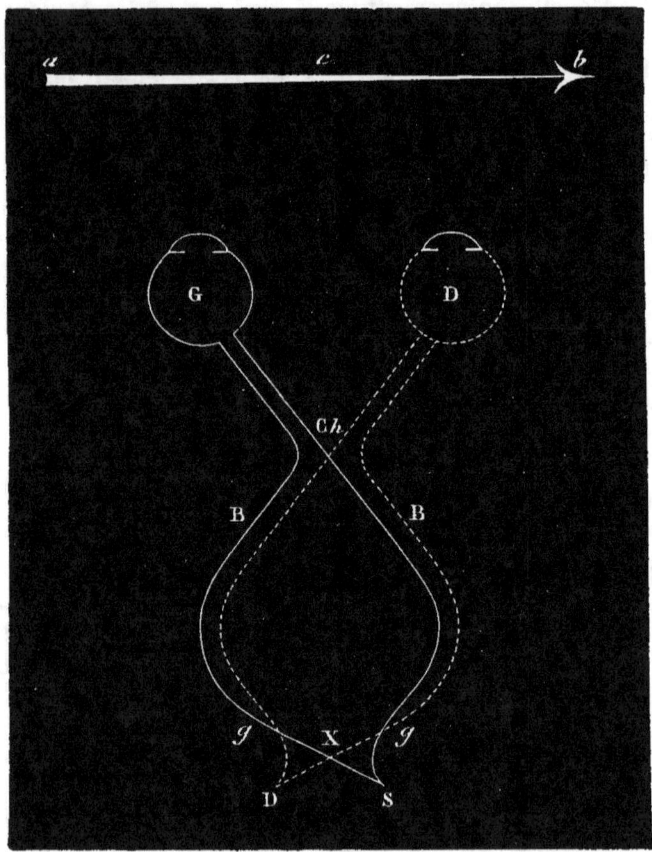

Fig. 27. — G et D, œil gauche, œil droit. — C*h*, chiasma. — BB, bandelettes optiques.— *gg*, corps grenouillés.— X, second chiasma.— D et S, terminaisons des fibres optiques de l'œil gauche S, de l'œil droit D.

certaines maladies de la moelle épinière, ne sont pas moins importantes. Un champ visuel très-irrégulier dans ses limites générales comme dans les limites des couleurs, qui se croisent d'une manière confuse, l'existence de scotomes absolus ou de scotomes pour certaines couleurs, affermissent le diagnostic et rendent le pronostic plus ou moins grave suivant le degré de leur développement.

En dehors de cette série de maladies variées, la périmétrie nous fournit les indices les plus précieux sur la localisation de certaines maladies cérébrales. L'hémiopie qui consiste dans le manque d'une partie semblable des champs visuels des deux yeux, indique une lésion de la bandelette optique opposée à la partie des champs visuels qui fait défaut.

Ce fait s'explique facilement par la décussation des nerfs optiques dans le chiasma (*Fig.* 27). Parmi les fibres nerveuses de chaque bandelette optique, une partie se dirige, selon la théorie, vers l'œil du côté opposé, en se croisant dans le chiasma pour aller innerver la moitié interne de chaque rétine ; une autre partie entre, sans se croiser, dans la moitié externe de l'œil du même côté. Or, une lésion de la bandelette optique droite détruit évidemment la sensibilité de la moitié droite de chaque rétine, par conséquent de la moitié gauche du champ visuel de chaque œil ou du champ visuel commun. Chaque œil en fixant l'objet *ab*, n'en verra que la partie *cb*, dont les rayons tombent sur la partie sensible de sa rétine. Ainsi les individus affectés d'hémiopie ne voient que la moitié des objets qu'ils fixent. Il y a du reste des cas où la perte de la sensibilité n'a pas envahi toute une moitié de la rétine. La défectuosité du champ visuel ne comprend qu'une partie semblable pour les deux yeux, comme dans le cas que je vous montre. On appelle encore cela de l'hémiopie, et on l'attribue à la lésion de la bandelette optique du côté opposé. Seulement dans ce cas elle est incomplète.

Ce qu'il y a de caractéristique dans l'hémiopie, c'est que l'abolition de la perception des couleurs est aussi nette que celle de la perception de la lumière en général. Les limites des champs visuels des couleurs ne suivent les limites extérieures que dans le domaine des parties sensibles de la rétine. Arrivées aux limites de l'hémiopie, elles sont coupées nettement et s'arrêtent court. Cela s'explique facilement et distingue l'hémiópie des autres défectuosités du champ visuel.

Un néoplasme siégeant dans l'angle antérieur du chiasma peut altérer la partie interne des deux bandelettes optiques de manière à abolir les fonctions de la moitié interne des deux rétines et à détruire les parties externes du champ visuel ; c'est ce qu'on appelle l'*hémiopie temporale*.

Quant à l'*hemiopie nasale*, perte des moitiés externes des deux rétines, si elle existe, nous avons montré comment elle peut s'expliquer à l'aide de cette théorie. (*Progrès médical*, 1875, n° 52).

Enfin, il nous reste encore à vous citer certaines particularités du champ visuel que nous avons pu étudier tout récemment dans le service de M. le professeur Charcot, à la Salpétrière. Dans certains cas d'hémianesthésie, d'hémiplégie, d'hémichorée on trouve, outre l'amblyopie de l'œil du côté paralysé, un rétrécissement concentrique du champ visuel, avec rétrécissement pour les couleurs, et cela sans phénomène opthalmoscopique. Ces symptômes ne sont point passagers, ils persistent des années et s'aggravent avec la maladie. L'œil du côté opposé peut rester tout à fait intact.

Ces faits sont extrêmement importants. Les altérations semblables de la sensibilité générale, de l'ouïe et de l'odorat, parlent fortement en faveur de l'existence d'un foyer central encéphalique. Et, de fait, des autopsies de différents cas semblables survenus par suite d'apoplexie, ont montré régulièrement une lésion de la partie postérieure de la couche optique et des parties avoisinantes. M. Charcot admet d'après cela une lésion siégeant au même endroit, pour les cas absolument semblables d'hémianesthésie et d'hémiplégie hystériques.

On avait cru cependant jusqu'à présent que toute lésion au-delà du chiasma, toute lésion centrale ne pouvait produire que de l'hémiopie, fait qui serait la conséquence du croisement incomplet des nerfs optiques dans le chiasma. L'amblyopie d'un seul œil ne semblait pouvoir être produite que par une névrite unilatérale. Or, dans les cas dont nous parlons, il n'y a pas trace de névrite ou d'atrophie papillaire. Il faut donc que la semi-décussation des nerfs optiques ne soit pas telle qu'on l'a admise jusqu'à présent, ou que les fibres qui paraissent se rendre directement dans l'œil du même côté, se croisent réellement plus haut, peut-être au niveau des corps quadrijumeaux antérieurs. Cela est d'autant plus vraisemblable, qu'avec le croisement incomplet, une partie des fibres du nerf optique auraient été les seules à faire exception à la règle que suivent tous les nerfs crâniens, qui se croisent avant d'arriver à leur distribution respective.

Enfin, laissant à l'anatomie et à la physiologie expérimentale l'explication du phénomène, il nous suffit pour le moment d'avoir signalé un nouveau symptôme oculaire utile et la localisation d'une maladie cérébrale : c'est-à-dire l'amblyopie unilatérale avec rétrécissement concentrique et proportionnel du champ visuel sans phénomènes ophthalmoscopiques, ce qui indique une lésion non loin des corps quadrijumeaux et de la partie postérieure de la couche optique du côté opposé.

APPENDICE

Rapport des distances focales (F) des verres de lunettes d'après l'ancien et le nouveau système.

I	II	III	IV	V
NOUVELLE SÉRIE			ANCIENNE SÉRIE	
Dioptries	F en mm.	F en pouces de Paris	F en pouces	F en mm.
0,25	4000	148	—	—
0,5	2000	74	72	1944
			60	1620
0,75	1333	49,24	48	1296
			42	1134
1	1000	37	36	972
1,25	800	29,6	30	810
1,5	666	24,6	24	648
1,75	571	21	20	540
2	500	18,5	18	486
2,25	444	16,4	16	432
2,5	403	15	15	403
			14	378
3	333	12,3	13	351
			12	324
3,5	286	10,5	11	297
			10	270
4	250	9,25	9	243

I	II	III	IV	V
NOUVELLE SÉRIE			ANCIENNE SÉRIE	
Dioptries	F en mm.	F en pouces de Paris	F en pouces	F en mm.
,5	222	8,22	8	216
5	200	7,4	7	189
5,5	182	6,74	6 1/2	175
6	166	6,14	6	162
7	143	5,29	5 1/2	148
			5	135
8	125	4,6	4 1/2	121
9	111	4,11	4	108
10	100	3,7	—	—
11	91	3,37	3 1/2	94
12	83	3,07	3 1/4	87
13	77	2,84	3	81
14	71	2,63	2 3/4	74
15	67	2,48	2 1/2	67
16	62	2,29	2 1/4	60
17	59	2,18	—	—
18	55	2,03	2	54
20	50	1,85	—	—

Comme nous l'avons déjà dit, il n'y a concordance entre
la distance focale et le rayon de courbure de la lentille
bisphérique que lorsque l'indice de réfraction du verre est
1,5. Si l'indice de réfraction est plus fort, la distance focale
est plus petite que le rayon de courbure, s'il est plus faible,

elle devient plus grande. Or, il est très-rare que le verre
ait juste 1,5 d'indice de réfraction ; il a généralement un
peu plus, comme l'ont fait remarquer MM. Javal et Burow.
En conséquence, le *numéro* des anciens verres de lunettes qui donne le *rayon de courbure,* ne correspond pas
exactement à la distance focale et le numéro de l'ancien
système qui correspond à la dioptrie n'est plus dans ce cas,
37, parce que la lentille qui a 37″ (1 mètre) de distance focale, a plus de 37″ de rayon de courbure et porte, en conséquence, un numéro plus élevé.

Voici quelles sont les valeurs en dioptrie des numéros
d'une ancienne boîte à lunettes que nous avons examinés
à l'aide du phacomètre :

I Numéro du verre	II Dioptries	III N° correspondant à 1 D	Numéro du verre	Dioptries	N° correspondant à 1 D
72	0,5	36			
60	0,5 à 0,75	37,5			
48	0,75 à 1	42			
42	1 —	42			
36	1 à 1,25	40			
30	1,25 +	37,5			
24	1,75 —	42			
20	1,75 à 2	37,5			
18	2,25 —	40,5 —			
16	2,5 —	40 —			
15	2,66	40			
14	2,75 +	38,5			
13	3	39			
12	3,5 —	39			
11	3,5 +	38,5 +			
10	4 —	40 —			
9	4,5 —	40,5 —			
8	5 —	40 —			
7	5,66	39,5			
6 1/2	6 +	39			
6	6,33	37,8	6	6,66	40
5 1/2	7,5 —	41 —	5 1/2	7,25	40
5	8 —	40 —			
4 1/2	9 —	40,5			
4	10	40			
3 1/2	11,25	39,4	3 1/2	11,5	40,25
2 1/4	12,33	40	3 1/4	12,5	40,6
3	13,33	40			
2 3/4	14 +	38,5	2 3/4	14,25	39,2
2 1/2	16 +	40			
2 1/4	17,5	39,3	2 1/4	18 —	40,5
2	20 —	40 —		19	38

Là où il n'y a qu'un numéro, les deux verres homonymes de la boîte étaient égaux, tandis que deux numéros correspondent aux deux lentilles portant le même numéro. — La colonne III contient le numéro que devrait porter une lentille, fabriquée et numérotée suivant les principes de la lentille correspondante de la colonne I, pour représenter une dioptrie de force réfringente. Le signe + ajouté à un chiffre indique que celui-ci est en réalité un peu trop fort, le signe — qu'il doit être pris un peu plus faible.

La moyenne des chiffres de la troisième colonne est **39,5**. Cela veut dire que, pour les verres de cette ancienne boîte d'essai, la dioptrie correspond à une lentille qui devrait avoir un rayon de courbure de 39,5 pouces et par conséquent porter le n° 39,5, parce que l'indice de réfraction du verre n'est pas 1,5 mais 1,5337.

ERRATA

Page 34, 4ᵉ ligne, *lisez :* le premier en bas, le second eu haut.
— 75, 13ᵉ — — 25 centimètres *au lieu de* 0,25 centimètres.
— 76, 8ᵉ — — le n° 17 *au lieu de* le n° 37.
— 95, 21ᵉ — — du méridien *au lieu de* axe.

TABLE DES MATIÈRES

VERSAILLES, IMPRIMERIE CERF ET FILS, RUE DU PLESSIS, 59.